ÉCHOGRAPHIE CIBLÉE

NIVEAU 1

PETER STEINMETZ MD

Traduction et conseiller à la rédaction :
CLAUDE TOPPING MD

DEUXIÈME ÉDITION

Incluant des vidéos didactiques sur le Web :
echociblee1.com

Également disponible en iBook avec vidéos intégrées

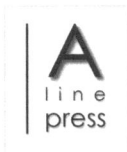

A line press

Échographie Ciblée – Niveau 1   ISBN: 978-0-9919566-9-2

Texte © 2015 Peter Steinmetz
Illustrations © 2015 Sharon Oleskevich

Première édition
    première impression, avril 2015
Deuxième édition
    première impression, janvier 2019; dans cette deuxième édition, nous avons amélioré et mis à jour chacun des chapitres et ajouté les directives de la Société canadienne d'échographie ciblée. Nous avons ajouté les faux positifs et les faux négatifs pour chacune des indications, du nouveau texte (44 pages), de nouvelles illustrations (29 figures) et de nouvelles vidéos (2 vidéos).
    deuxième impression, janvier 2023; dans cette deuxième impression, nous avons mis à jour le standard de documentation pour l'AAA et les critères diagnostiques pour une grossesse intra-utérine au premier trimestre à l'examen échographique.

L'information contenue dans ce livre vise à fournir des renseignements utiles sur les sujets discutés. Bien que tous les efforts aient été faits pour fournir une information exacte et conforme aux normes de pratiques actuelles, l'auteur, le rédacteur ou l'éditeur ne fournissent aucune garantie quant à l'exactitude et l'exhaustivité du contenu. L'utilisation des connaissances dans une situation particulière demeure la responsabilité professionnelle du médecin. Toute ressemblance à des personnes dans des études de cas est pure coïncidence. Les références sont fournies à titre d'information et ne constituent pas un appui au contenu des sites Web ou d'autres sources.

Rédacteur scientifique
Sharon Oleskevich PhD

Conception du site Web pour les vidéos en ligne
John D. Clements PhD

Relecture
Christiane de Brentani BA

Imprimante
IngramSpark / Lightning Source Inc.

Publié au Canada
La Presse A-line, Montréal, Canada

PRÉFACE

Ce manuel est un guide pratique qui s'adresse aux professionnels de la santé qui commencent à employer l'échographie ciblée dans leur pratique quotidienne. Ce livre traite des aptitudes pratiques et cognitives nécessaires pour utiliser cet outil efficacement.

Dans cette deuxième édition, nous avons amélioré et mis à jour chacun des chapitres et ajouté les directives de la Société canadienne d'échographie ciblée. Nous avons ajouté les faux positifs et les faux négatifs pour chacune des indications, du nouveau texte (44 pages), de nouvelles illustrations (29 figures) et de nouvelles vidéos (2 vidéos).

Les vidéos didactiques sur le Web peuvent être consultés à l'adresse suivante :

echociblee1.com

Dédicace

« Ma seule question est, pourquoi n'avons-nous pas fait cela plus tôt ? »

Arnold Steinberg, 2012

Ce manuel est dédié au regretté Arnold Steinberg, dont la vision et le soutien ont été déterminants dans l'établissement du programme d'échographie au chevet du patient à l'Université McGill.

À PROPOS

À propos de l'auteur : Le docteur Peter Steinmetz est professeur adjoint au département de médecine familiale de l'Université McGill. Il a fondé et dirige l'enseignement de l'échographie au chevet du patient au premier cycle à l'Université McGill. En tant que membre du conseil exécutif de la Société canadienne d'échographie ciblée (SCÉC), il a participé à la conception des normes de certification nationales pour l'utilisation de l'échographie ciblée au cabinet du médecin de famille. Il a publié des articles sur l'exactitude et l'acquisition de compétences d'étudiants en médecine utilisant l'échographie au chevet du patient. Il a également été invité à enseigner l'échographie au chevet du patient en Asie (Thaïlande) et en Afrique (Rwanda) et a codirigé le Congrès mondial sur l'échographie en éducation médicale.

À propos du traducteur : Le docteur Claude Topping (MD, CCMF(MU), FRCPC) travaille à l'urgence de l'Hôpital de l'Enfant-Jésus du CHU de Québec, Canada. Il est également professeur titulaire au Département de médecine familiale et de médecine d'urgence de la Faculté de médecine de l'Université Laval à Québec. Il enseigne au Centre Apprentiss de l'Université Laval, la simulation de cas critiques. Il est Maître instructeur de la Société canadienne d'échographie ciblée (SCÉC) au Département d'Urgence. Il a débuté à utiliser l'échographie ciblée au chevet de ses patients en 2001 et enseigné le cours ÉDU dès 2002.

REMERCIEMENTS

Il y a d'innombrables personnes qui méritent d'être mentionnées et un mot de remerciement pour avoir inspiré cette deuxième édition. Ils comprennent les centaines d'étudiants en médecine de McGill qui ont utilisé ce livre pour apprendre les ultrasons et ont formulé des commentaires constructifs au cours des cinq dernières années sur notre programme d'études révolutionnaire en échographie au chevet du patient. Je suis également reconnaissant à la Société canadienne d'échographie ciblée (SCÉC) d'avoir fourni des lignes directrices claires sur l'utilisation de l'échographie au chevet du patient par les cliniciens canadiens, comme indiqué à la fin des chapitres pertinents. Pour cette édition française, je suis reconnaissant au Dr Claude Topping pour ses traductions précises et ses ajouts importants au texte lui-même.

Des remerciements particuliers à Sharon Oleskevich pour les nombreuses heures consacrées à la conception, au montage, à l'organisation, à l'écriture, et pour ses excellents conseils généraux.

P.S.

TABLE DES MATIÈRES

1. LES PRINCIPES ESSENTIELS DES ULTRASONS

1.1 Que sont les ultrasons ?

Les ultrasons sont des ondes sonores qui oscillent à une fréquence plus grande que 20 000 Hz (20 000 cycles par seconde ou 20 kHz). L'oreille humaine peut percevoir des ondes sonores oscillant à des fréquences entre 0,02 et 20 kHz. Les ondes sonores oscillant à plus de 20 kHz, telles que celles générées par des sifflets pour chiens, l'écholocalisation de la chauve-souris et les échographes, ne peuvent être perçues par l'oreille humaine. Ces ondes sonores de haute fréquence sont appelées **ultrasons**.

Afin d'interpréter correctement les images générées par l'échographe au chevet du patient, il faut comprendre quelques principes essentiels à propos des ultrasons.

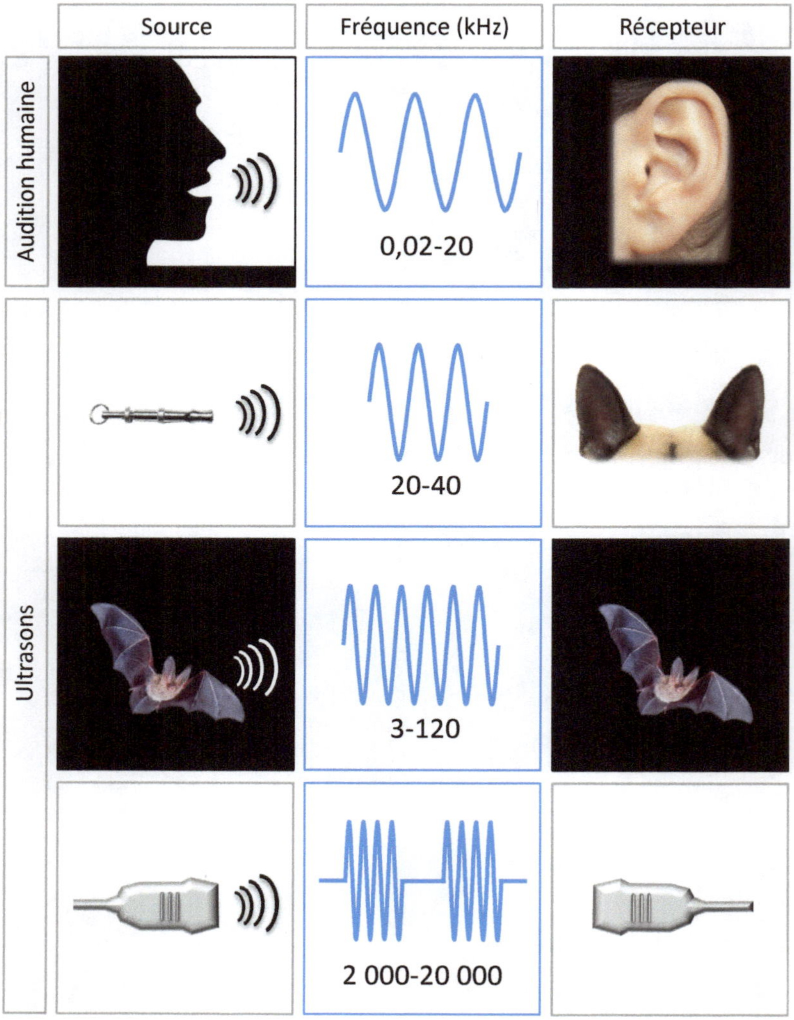

Source	Fréquence (kHz)	Récepteur
Audition humaine	0,02-20	
Ultrasons	20-40	
	3-120	
	2 000-20 000	

Figure 1.1 Différentes fréquences sonores.
L'oreille humaine peut percevoir les ondes sonores jusqu'à une fréquence de 20 kHz. Les ondes sonores de fréquence plus élevée que 20 kHz sont appelées ultrasons. La fréquence des ultrasons émis par les sondes varie entre 2 000 et 20 000 kHz (2 à 20 MHz).

1.2 L'émission et la réception des ultrasons par les sondes échographiques

Les sondes échographiques possèdent deux fonctions soit émettre et recevoir les ultrasons. En cours d'utilisation de la sonde échographique, 1 % du temps est consacré à émettre des ultrasons et 99 % à les recevoir.

Une sonde échographique débute en émettant de brèves salves d'ultrasons. Quand les ultrasons rencontrent une structure, elles sont réfléchies par cette structure et retournent vers la sonde. Ce retour d'ultrasons est analysé par l'échographe et illustré en image sur l'écran.

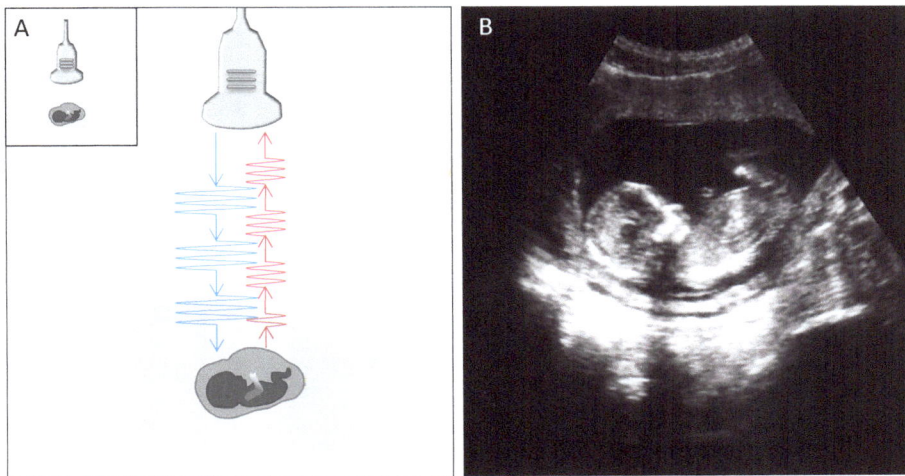

Figure 1.2 L'illustration de l'émission et de la réception des ultrasons par les sondes échographiques.
A. Illustration schématique d'une sonde émettant des ultrasons (bleues) et recevant des ultrasons (rouges) réfléchis sur des tissus.
B. Les ultrasons perçus par la sonde sont transformés par l'échographe en une image échographique.

1.3 Le cheminement des ultrasons à travers les tissus

L'atténuation

L'atténuation décrit l'affaiblissement de l'amplitude des ultrasons à mesure qu'ils se propagent à travers des tissus. L'atténuation survient lorsque l'énergie des ultrasons est convertie en chaleur, absorbée par une structure, réfléchie vers la sonde ou dispersée de manière diffuse à l'écart de la sonde.

L'atténuation est directement proportionnelle à la distance que l'ultrason traverse et à sa fréquence. L'atténuation est aussi influencée par les caractéristiques du matériel rencontré.

La distance : L'atténuation des ultrasons augmente en fonction de leur profondeur de pénétration à l'intérieur du corps. Lorsqu'on examine l'abdomen, les structures du champ éloigné (profond) peuvent apparaître plus foncées à cause de l'atténuation des ultrasons.

La fréquence : Les ultrasons de haute fréquence s'atténuent plus rapidement que ceux de basse fréquence. Les sondes à haute fréquence ne peuvent donc pas être utilisées pour visualiser des structures profondes.

Le type de matériel : L'air et les os causent un haut degré d'atténuation alors que les liquides causent un faible degré d'atténuation.

La réflexion

Une image est créée par les ultrasons qui sont réfléchis par une structure et qui retournent vers la sonde. L'image est plus blanche lorsque le taux de réflexion augmente. En général, la réflexion est plus grande quand les ultrasons rencontrent une structure de haute densité ou lorsqu'ils croisent une interface entre des structures de densités différentes.

Hyperéchogène : La surface des os apparaît hyperéchogène (blanche) sur l'image échographique. La haute densité et l'interface avec les structures environnantes de densité moindre entraînent un haut degré de réflexion.

Hypoéchogène : Les muscles et le foie apparaissent hypoéchogènes (gris) sur l'image échographique compte tenu de leur densité moyenne.

Anéchogène : Les liquides (sang, ascite, épanchement pleural) apparaissent anéchogènes (noirs) sur l'image échographique. Ceci s'explique par le fait que les ultrasons se propagent à travers des structures de faible densité avec une faible atténuation et une réflexion minimale vers la sonde.

Tableau 1.1 Terminologie des images échographiques

Terminologie	Apparence sur l'image échographique	Structure	Densité de la structure
Hyperéchogène	Blanc	Os	Haute
Hypoéchogène	Gris	Muscle, foie	Moyenne
Anéchogène	Noir	Liquide	Faible

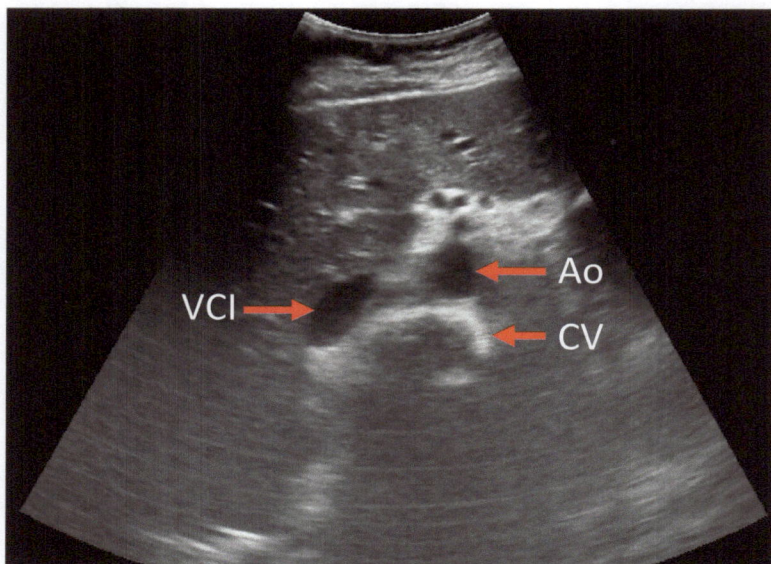

Figure 1.3 L'apparence des structures de différentes densités.
Le corps vertébral (CV) est une structure osseuse de haute densité qui apparaît **hyperéchogène (blanche)** sur l'image échographique. L'aorte (Ao) et la veine cave inférieure (VCI) sont des structures de faible densité qui apparaissent **anéchogènes (noires)**. Les tissus environnant ces structures ont des densités modérées et apparaissent donc **hypoéchogènes** (tons de **gris** variables).

1.4 Le réglage du gain

À cause de l'atténuation des ultrasons retournant à la sonde, les structures peuvent apparaître noires et difficiles à identifier sur l'image échographique. En augmentant le gain sur l'échographe, on augmente l'amplification du signal des ultrasons qui sont atténués lorsqu'ils retournent à la sonde. Ce réglage permet alors aux structures d'apparaître plus échogènes (plus blanches) sur l'écran et en facilite l'identification.

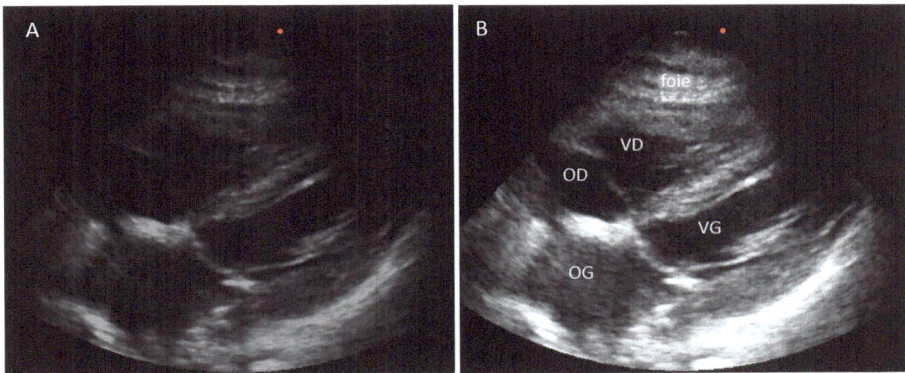

Figure 1.4 Le réglage du gain.
A. Image échographique montrant une vue sous-xiphoïdienne des quatre cavités du cœur. Avec un gain faible, les structures apparaissent foncées sur l'écran.
B. La même image avec un réglage accru du gain, les mêmes structures apparaissent alors plus blanches sur l'écran. VG : ventricule gauche ; OG : oreillette gauche ; OD : oreillette droite ; VD : ventricule droit.

1.5 La profondeur

L'échographe détermine la profondeur d'une structure en mesurant le temps que prend une onde pour franchir la distance jusqu'à la structure, réfléchir sur sa surface et retourner vers la sonde.

Les ultrasons touchant une structure superficielle vont retourner vers la sonde en moins de temps que les ultrasons provenant des structures plus profondes. Par exemple, lors d'une échographie effectuée sur l'abdomen d'un patient couché, l'aorte est alors positionnée au-dessus du corps vertébral. Les ultrasons quittant la sonde vont donc se refléter sur l'aorte et retourner vers la sonde avant ceux qui seront reflétés sur le corps vertébral. L'échographe va interpréter la différence de temps de parcours des ondes en générant une image où l'aorte apparaît plus superficielle que le corps vertébral.

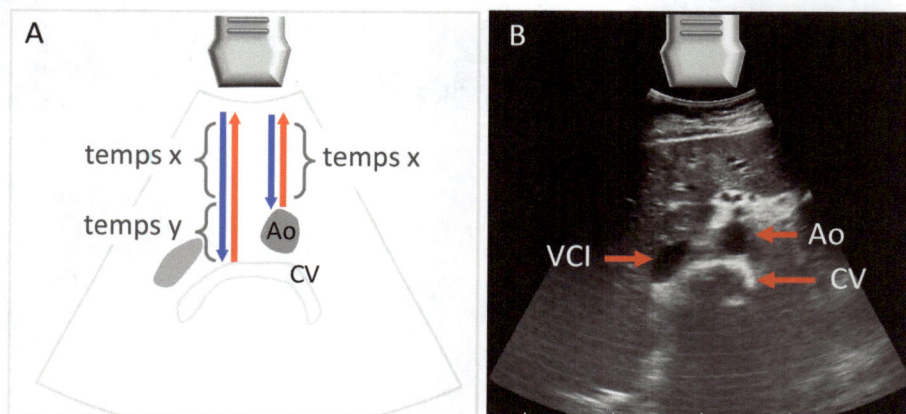

Figure 1.5 La détermination de la profondeur d'une structure par l'échographe.
A. La profondeur d'une structure détermine le temps requis par les ultrasons pour se propager de la sonde vers la structure (flèche bleue) pour ensuite retourner vers la sonde (flèche rouge). Le temps aller-retour est plus long pour les structures plus profondes (temps x + temps y), comparé aux structures plus superficielles (temps x).
B. Image échographique démontrant l'aorte (Ao) plus superficielle que le corps vertébral (CV). VCI : veine cave inférieure.

La profondeur du champ de vision des ultrasons peut être ajustée en changeant la quantité d'émissions des ultrasons provenant de la sonde. Réglez la profondeur de votre image sur l'échographe pour que les structures d'intérêt soient vues dans le milieu du champ de vision.

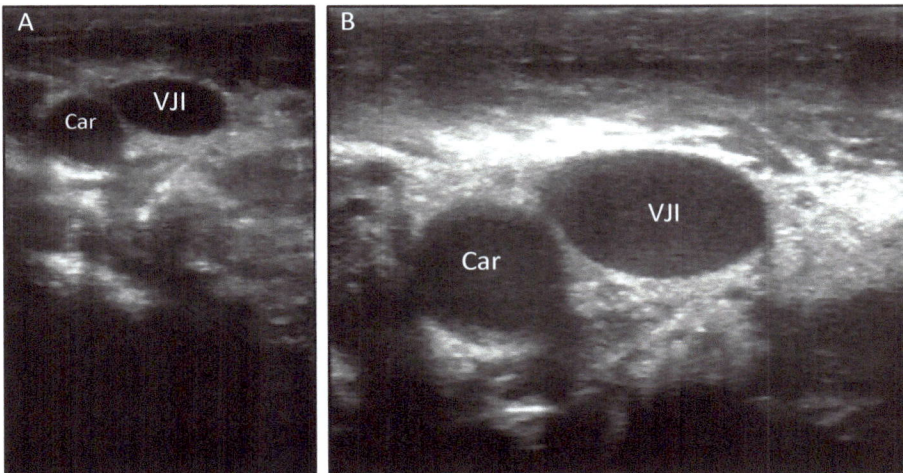

Figure 1.6 Le réglage de la profondeur.
A. La profondeur est trop grande. La veine jugulaire interne (VJI) est trop haute dans le champ de vision et difficile à identifier.
B. Profondeur plus faible. Les mêmes vaisseaux dans le milieu du champ de vision apparaissent plus gros et plus faciles à identifier. Car : carotide.

1.6 La résolution et la pénétration

La fréquence des ultrasons influence la résolution de l'image échographique et la pénétration des tissus selon les deux principes suivants :

1er principe : La fréquence des ultrasons est proportionnelle au degré de résolution :

- Des ultrasons de basse fréquence offrent une faible résolution ;

- Des ultrasons de haute fréquence offrent une haute résolution.

2e principe : La fréquence des ultrasons est inversement proportionnelle au degré de pénétration :

- Des ultrasons de basse fréquence pénètrent plus profondément dans les tissus et peuvent donc imager des structures profondes ;

- Des ultrasons de haute fréquence pénètrent sur une plus courte distance et sont utilisés pour imager des structures superficielles.

Application pratique:

Une sonde à basse fréquence est un bon choix pour produire des images à basse résolution de structures profondes.

Une sonde à haute fréquence est un bon choix pour produire des images à haute résolution de structures superficielles.

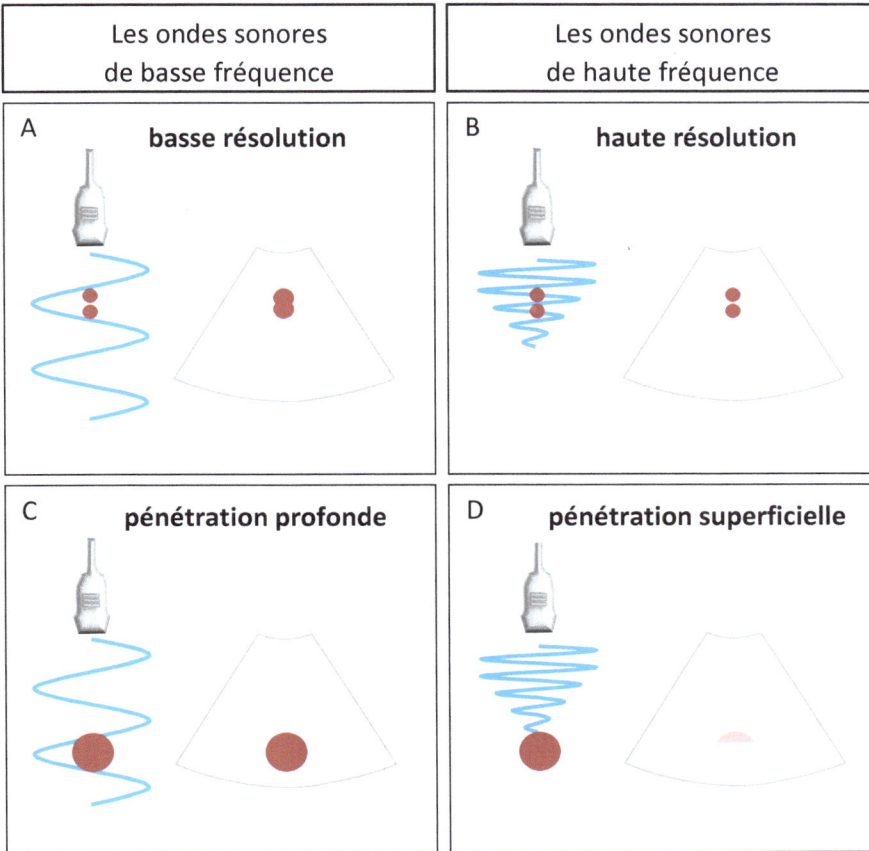

Les ondes sonores de basse fréquence	Les ondes sonores de haute fréquence
A. basse résolution	B. haute résolution
C. pénétration profonde	D. pénétration superficielle

Figure 1.7 La fréquence des ultrasons détermine la résolution et la pénétration.
A. Ondes sonores de basse fréquence produisant une image échographique de basse résolution.
B. Ondes sonores de haute fréquence produisant une image échographique de haute résolution.
C. Ondes sonores de basse fréquence peuvent imager des structures profondes.
D. Ondes sonores de haute fréquence ne peuvent pas imager des structures profondes.

1.7 Le Doppler et le flux sanguin

Lorsque les ultrasons sont réfléchis sur des structures mobiles comme le flux sanguin, la fréquence de l'onde retournant vers la sonde se modifie. Ce changement de fréquence est décrit par l'effet Doppler. La fréquence de l'ultrason réfléchi augmente lorsque le flux sanguin se dirige vers la sonde. À l'inverse, la fréquence de l'ultrason réfléchi diminue lorsque le flux sanguin s'éloigne de la sonde.

La direction du flux sanguin par rapport à la sonde est illustrée par différentes couleurs sur l'écran de l'échographe. La convention habituelle illustre en bleu ce qui s'éloigne de la sonde et en rouge, ce qui se rapproche de la sonde.

L'effet Doppler est utile pour distinguer les artères et les veines. La Figure 1.8 permet de constater que lorsque le faisceau d'ultrasons est dirigé en caudal et vers le cœur (A – B), le flux de la veine jugulaire interne s'éloigne de la sonde (bleu) et le flux de la carotide s'approche vers la sonde (rouge).

Si le faisceau de la sonde est renversé et dirigé en céphalique (C – D) cela renverse la représentation des couleurs parce que le flux de chaque vaisseau est alors changé par rapport au faisceau de la sonde.

Il n'y a pas de changement de fréquence lorsque le faisceau d'ultrasons est dirigé perpendiculairement au flux sanguin (E – F) ; il n'y a donc aucune couleur sur l'image.

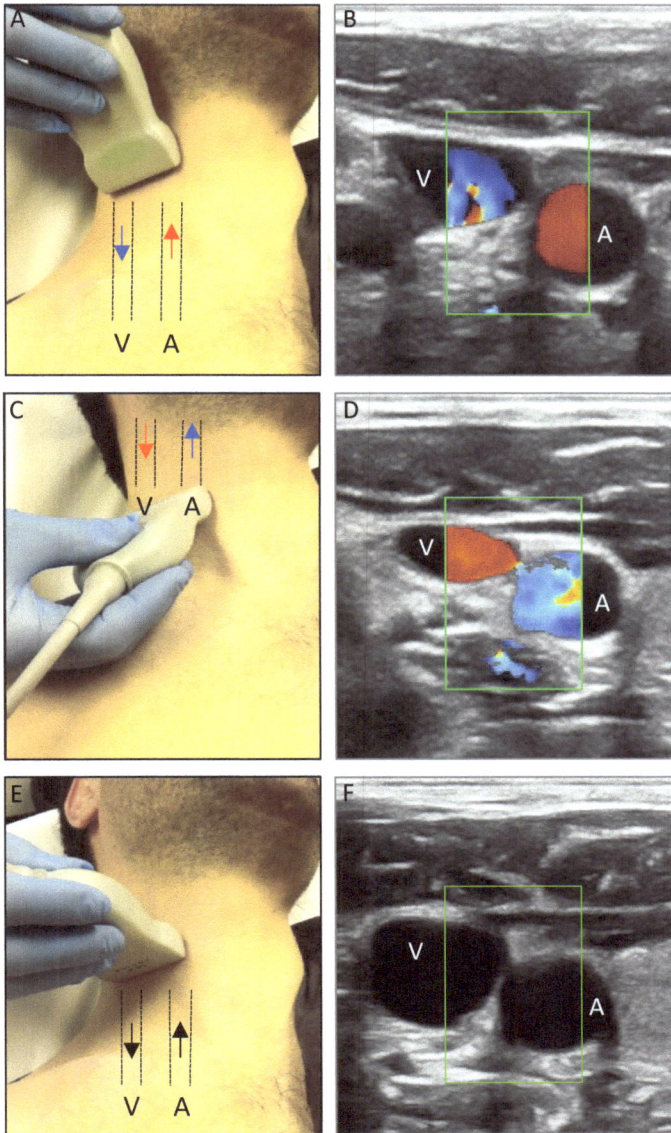

Figure 1.8 L'utilisation du Doppler pour évaluer la direction du flux sanguin.
A-B. Sonde posée devant la carotide et la veine jugulaire interne. Lorsque la sonde pointe en direction caudale, le flux veineux s'éloigne de la sonde (bleu) et le flux artériel se dirige vers la sonde (rouge).
C-D. Sonde pointée en direction céphalique. Le flux veineux se dirige vers la sonde (rouge) et le flux artériel s'éloigne de la sonde (bleu).
E-F. Sonde tenue perpendiculairement au flux sanguin. Aucune couleur n'est générée.
V : veine jugulaire ; A : artère carotide.

2. LA GÉNÉRATION D'IMAGES

2.1 Le choix de la sonde

Le choix de la sonde dépend de la profondeur de la structure à examiner. Une sonde à basse fréquence fournit la pénétration nécessaire pour visualiser les structures profondes. La sonde à haute fréquence fournit d'excellentes images de petites structures superficielles.

Tableau 2.1 Le choix de sonde appropriée pour visualiser différentes structures

Sonde à basse fréquence (2 - 6 MHz)	Sonde à haute fréquence (5 - 14 MHz)
Cœur	Vaisseau
Vésicule biliaire	Nerf
Rein	Plèvre
Vessie	Œil
Foie	Tissus mous
Rate	Testicule

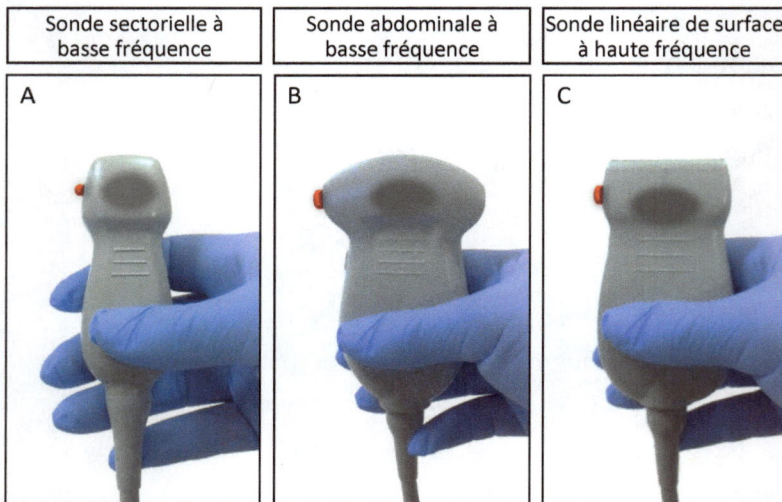

Sonde sectorielle à basse fréquence	Sonde abdominale à basse fréquence	Sonde linéaire de surface à haute fréquence
A	B	C

Figure 2.1 Trois sondes utilisées fréquemment.
A. La sonde sectorielle à basse fréquence est utilisée pour visualiser le cœur, le poumon et l'abdomen.
B. La sonde abdominale à basse fréquence est utilisée pour visualiser les structures abdominales et le poumon.
C. La sonde linéaire de surface à haute fréquence est utilisée pour visualiser les structures superficielles.
Le point rouge indique le marqueur d'orientation.

2.2 Le positionnement de l'échographiste et du patient

Le positionnement de l'échographiste et du patient est capital pour obtenir des images de qualité optimale. La hauteur de la civière du patient doit être ajustée pour que l'échographiste soit confortable. Une position inconfortable provoquera une fatigue chez l'échographiste et ainsi une difficulté à générer des images adéquates. Le fait de déposer la main tenant la sonde sur le patient peut contribuer à diminuer la fatigue, à améliorer la stabilité de l'image et à faciliter la précision des mouvements fins.

L'échographie au chevet du patient comprend souvent des contraintes d'espace et de temps. L'échographiste doit donc apprendre à générer des images autant à partir du côté droit du patient que du côté gauche.

Positionnement incorrect	Positionnement adéquat

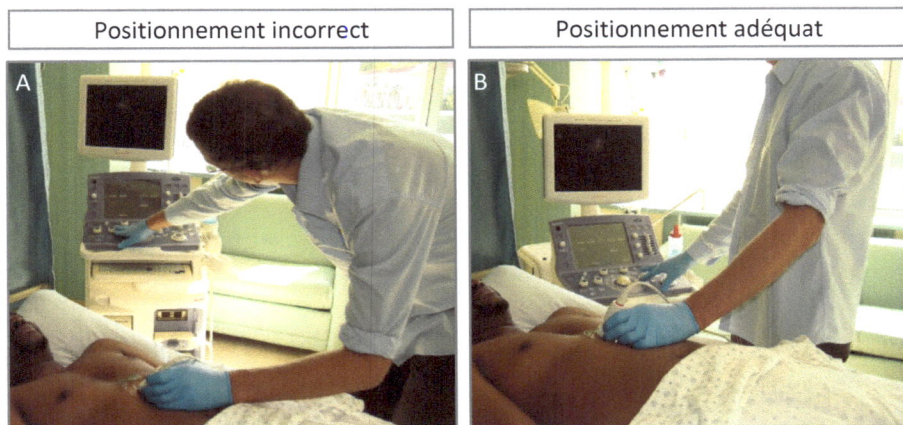

Figure 2.2 Le positionnement de l'échographiste.
A. Positionnement incorrect : le lit est trop bas et l'écran n'est pas dirigé vers l'échographiste. L'échographiste se fatiguera et aura de la difficulté à générer des images de qualité.
B. Positionnement adéquat : l'échographiste est bien placé pour orienter la sonde, voir l'écran et régler les boutons.

Il existe plusieurs situations où le positionnement du patient est important pour obtenir des images de qualité.

Tableau 2.2 Le positionnement du patient pour obtenir des images échographiques optimales

Structure d'intérêt	Positionnement du patient
Poumon	Décubitus dorsal ou position semi-assise selon l'indication
Cœur – vue sous-xiphoïdienne	Décubitus dorsal
Rein - gauche	Décubitus dorsal ou latéral droit
Rein - droit	Décubitus dorsal ou latéral gauche
Vésicule biliaire	Décubitus dorsal ou latéral gauche
Liquide libre intrapéritonéal	Décubitus dorsal
Aorte abdominale	Décubitus dorsal
Veines cervicales	Décubitus dorsal
Échographie veineuse des membres inférieurs à la recherche de thrombose veineuse profonde (TVP)	Position semi-assise ou assise pour les patients ambulants

2.3 L'utilisation du gel

Les ultrasons se dispersent lorsqu'ils rencontrent de l'air, ce qui diminue grandement la qualité de l'image échographique. Pour éviter que de l'air s'interpose entre la sonde et la peau, du gel est appliqué au point de contact. Le gel permet aux ultrasons de cheminer entre la sonde et le corps sans dispersion.

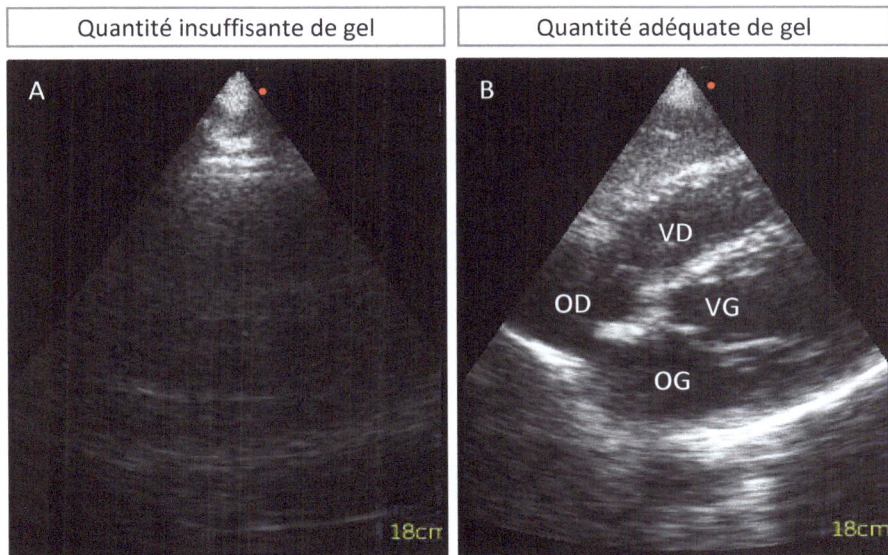

| Quantité insuffisante de gel | Quantité adéquate de gel |

Figure 2.3 Deux images du cœur en vue sous-xiphoïdienne.
A. L'image de gauche a été obtenue avec une quantité insuffisante de gel, provoquant un artéfact cachant le cœur.
B. La même vue avec assez de gel.
VG : ventricule gauche; OG : oreillette gauche; OD : oreillette droite; VD : ventricule droit. Le point rouge indique le marqueur d'orientation.

2.4 L'identification de la structure d'intérêt

Après que la sonde touche le patient, déplacez-la lentement jusqu'à ce que vous obteniez une bonne image de la structure d'intérêt sur l'écran de l'échographe. Certains mouvements fins de la sonde sont nécessaires pour mieux centrer la structure d'intérêt et obtenir une image échographique de qualité.

Voici trois mouvements importants à réaliser dans certaines circonstances : la rotation, l'inclinaison (ou le balayage), l'angulation. On peut aussi utiliser le glissement latéral de la sonde dans toutes les directions au besoin.

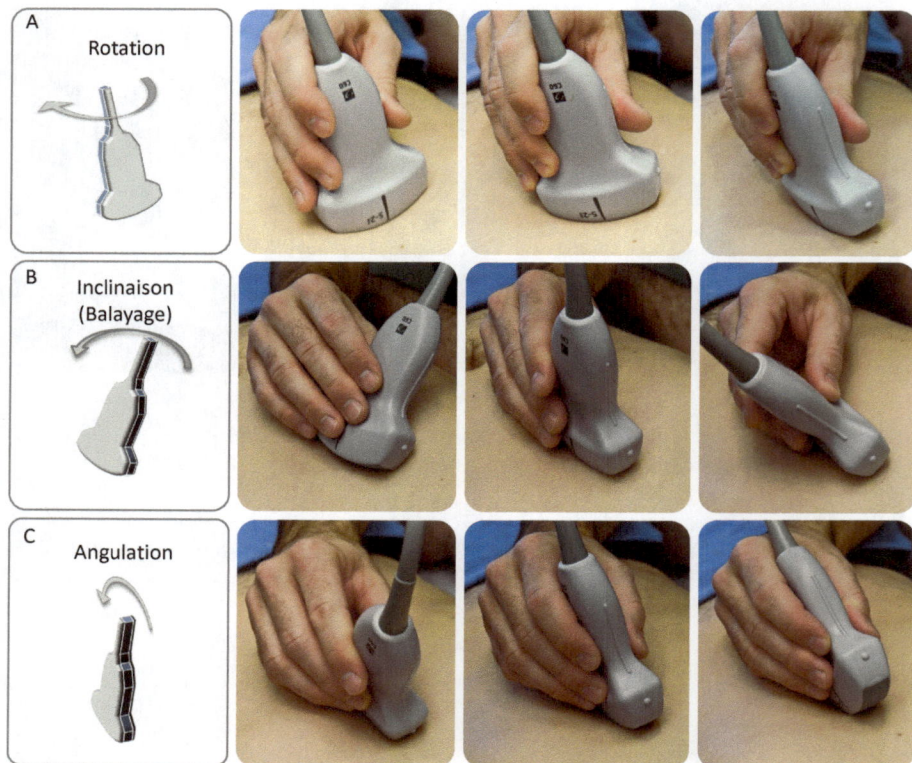

Figure 2.4 La terminologie habituelle des mouvements de la sonde.
Modifiée avec permission [1].

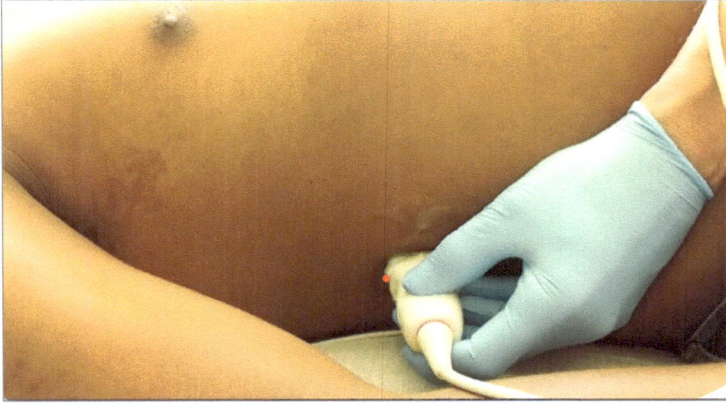

Vidéo 2.1 Déplacez lentement la sonde pour identifier la structure d'intérêt.
La sonde doit être déplacée lentement pour identifier le rein droit. Le point rouge
indique le marqueur d'orientation.
Vidéo : echociblee1.com

2.5 L'orientation de l'image

Plans d'imagerie

Le corps est divisé dans les plans sagittal, coronal, ou transversal.

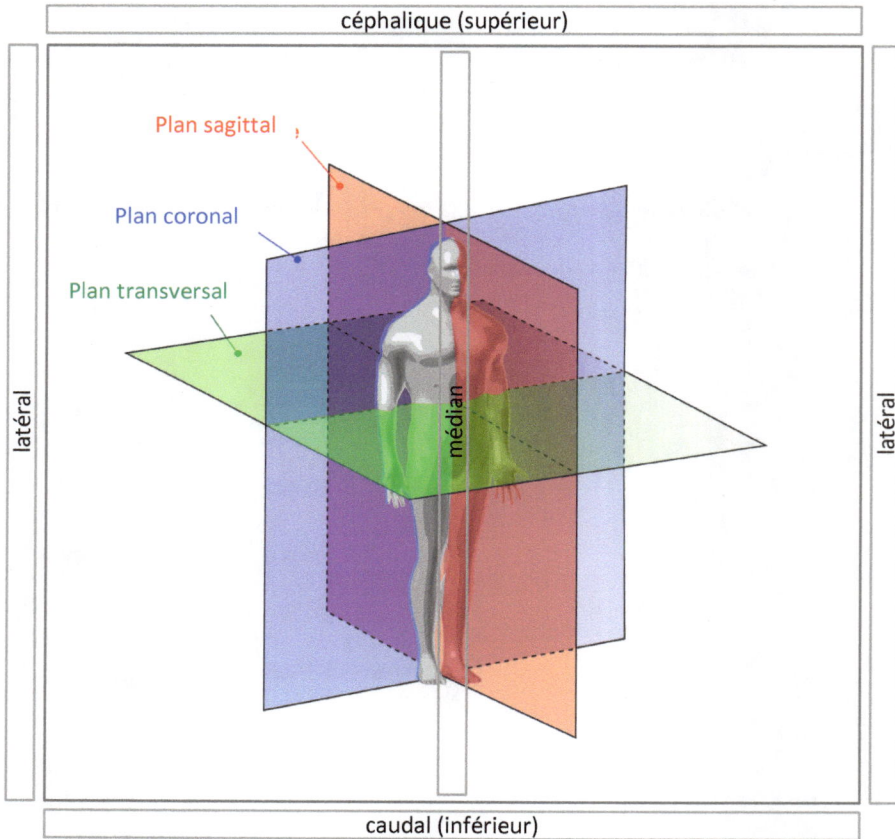

Figure 2.5 Les trois plans du corps et l'orientation de la sonde [2].

Alors que la structure d'intérêt apparaît sur l'écran de l'échographe, le plan de l'image est déterminé par l'orientation de la sonde d'échographie.

Par exemple, pour obtenir une image de l'abdomen dans le plan sagittal, la sonde est posée sur la partie antérieure de l'abdomen avec le marqueur pointant vers la tête.

Pour obtenir une image de l'abdomen dans le plan coronal, la sonde est posée sur la partie latérale de l'abdomen avec le marqueur pointant vers la tête.

Pour obtenir une image de l'abdomen dans le plan transversal, la sonde est posée sur la partie antérieure de l'abdomen avec le marqueur d'orientation pointant vers la droite du patient.

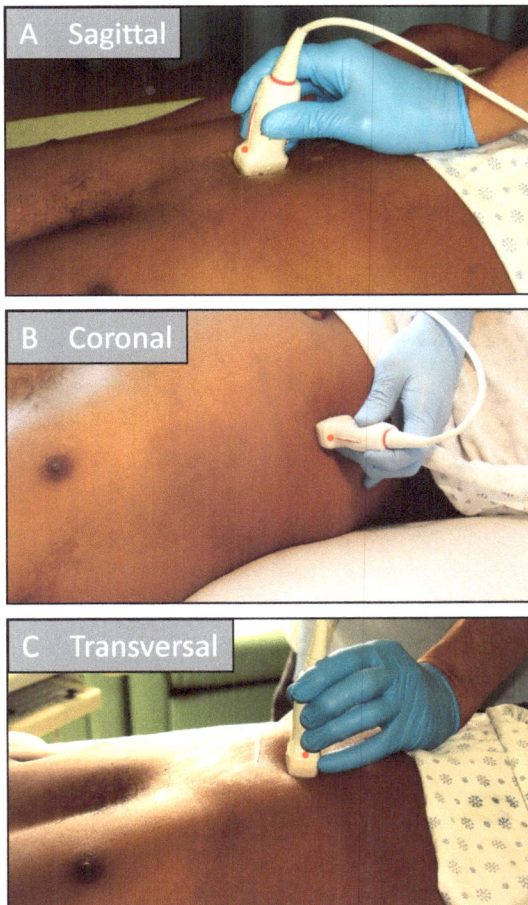

Figure 2.6 La position de la sonde.
La position de la sonde varie en fonction des images abdominales à générer selon le plan désiré : sagittal (**A**), coronal (**B**), et transversal (**C**). Le point rouge indique le marqueur d'orientation.

Le format de l'image

Les sondes d'échographie produisent différents formats d'image sur l'écran de l'échographe. Par exemple, la sonde sectorielle ou abdominale à basse fréquence produisent un format d'image triangulaire. La sonde linéaire de surface à haute fréquence produit un format d'image rectangulaire.

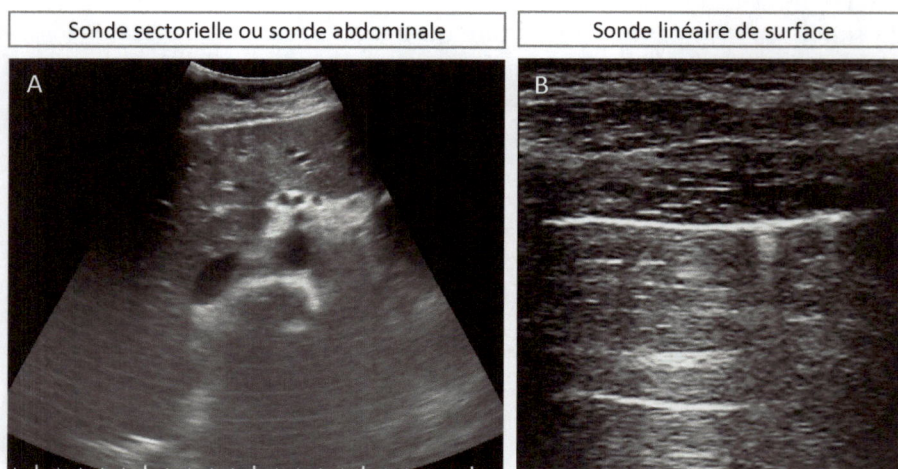

| Sonde sectorielle ou sonde abdominale | Sonde linéaire de surface |

Figure 2.7 Le format d'image produit par des sondes différentes.
A. Le format d'image produit par une sonde sectorielle ou une sonde abdominale à basse fréquence.
B. Le format d'image produit par une sonde linéaire de surface à haute fréquence.

L'image échographique est divisée en champ rapproché et champ éloigné. Les structures dans le champ rapproché sont superficielles, près de la sonde, tandis que les structures dans le champ éloigné sont profondes.

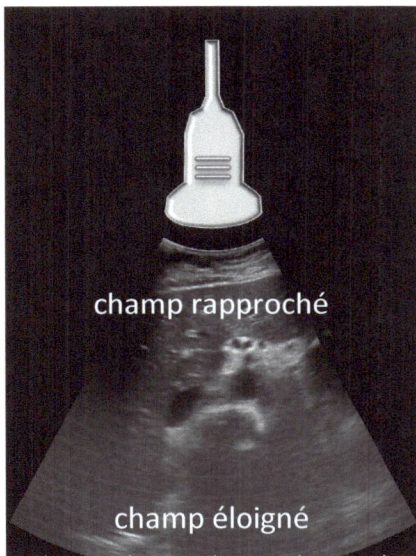

Figure 2.8 L'image échographique est divisée en champ rapproché et champ éloigné.

L'orientation des structures relativement à la position de la sonde

Chaque sonde possède un marqueur d'orientation localisé sur le côté de la sonde correspondant à un marqueur sur l'image échographique. En repérant la correspondance des deux marqueurs, l'échographiste peut mieux percevoir où sont situées les structures les unes par rapport aux autres.

« La configuration abdominale »

Imaginons une image abdominale dans le plan transversal. L'image est générée en posant la sonde sur l'abdomen avec le marqueur d'orientation pointant vers la droite du patient. Le marqueur sur l'image apparaîtra sur le coin supérieur gauche de l'écran. C'est la norme lorsque la sonde est utilisée en configuration abdominale. Par conséquent, les structures situées à droite du patient apparaîtront à gauche sur l'image échographique.

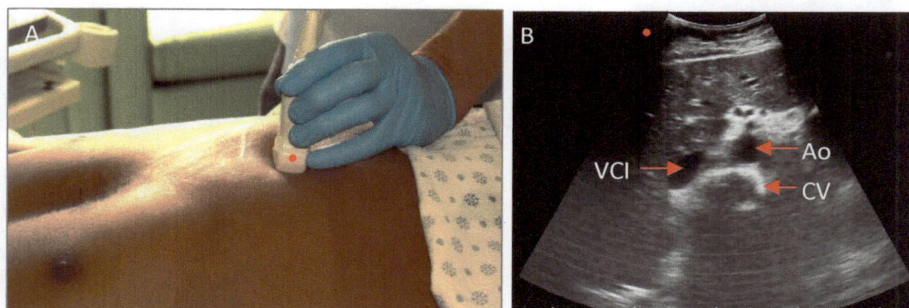

Figure 2.9 La correspondance du marqueur d'orientation de la sonde et celui de l'image échographique en configuration abdominale.
A. Pour générer une image des structures abdominales dans le plan transversal avec une sonde sectorielle dans la configuration abdominale, le marqueur de position doit pointer vers la droite du patient.
B. Le marqueur de position apparaît dans le coin supérieur gauche de l'écran. La veine cave inférieure (VCI) apparaît à la gauche de l'aorte (Ao) sur l'écran de l'échographe. CV : corps vertébral. Le point rouge indique le marqueur d'orientation.

« La configuration cardiaque »

La configuration cardiaque implique que le marqueur d'orientation apparaisse sur l'écran dans le coin supérieur droit lorsque l'échographiste cherche à échographier le cœur en configuration cardiaque. De plus, le marqueur d'orientation de la sonde cardiaque sectorielle devra pointer vers la gauche du patient.

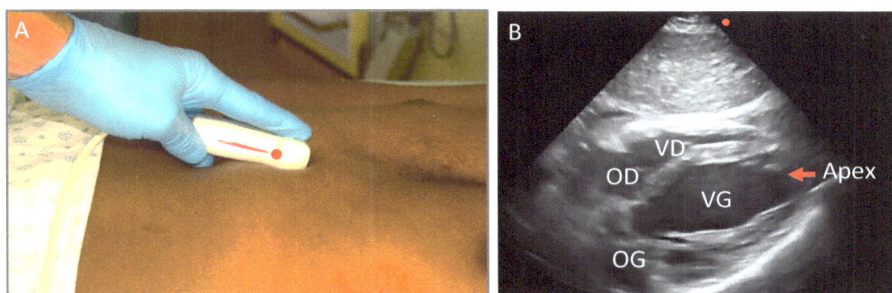

Figure 2.10 La correspondance du marqueur d'orientation de la sonde et celui de l'image échographique en configuration cardiaque.
A. Pour générer une image du cœur avec la sonde sectorielle en configuration cardiaque, le marqueur d'orientation de la sonde doit pointer vers la gauche du patient.
B. Le marqueur d'orientation apparaît dans le coin supérieur droit de l'écran. L'apex cardiaque apparaît à la droite de l'écran de l'échographe.
VG : ventricule gauche; OG : oreillette gauche; OD : oreillette droite; VD : ventricule droit. Le point rouge indique le marqueur d'orientation.

2.6 Le réglage de la profondeur

Lorsque la structure d'intérêt apparaît sur l'écran de l'échographe, réglez la profondeur pour que la structure apparaisse au centre de l'écran (voir aussi la figure 1.6). Ce réglage améliorera la qualité de l'image.

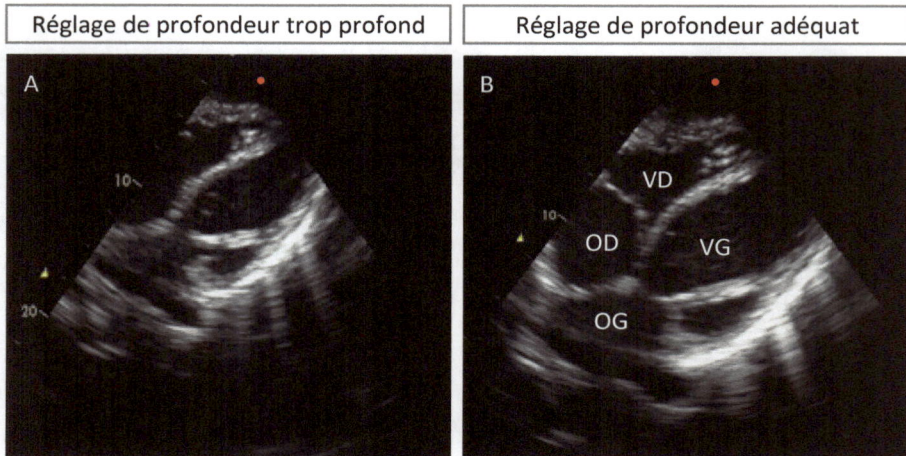

Figure 2.11 Le réglage de la profondeur pour améliorer la qualité de l'image.
A. Vue sous-xiphoïdienne du cœur avec un réglage de profondeur trop profond.
B. Même vue avec un réglage adéquat.
VG : ventricule gauche; OG : oreillette gauche; OD : oreillette droite; VD : ventricule droit. Le point rouge indique le marqueur d'orientation.

2.7 Le réglage du gain

Lorsque le réglage du gain est trop faible, l'image apparaîtra foncée sur l'écran. Lorsque le réglage du gain est trop fort, l'image apparaîtra blanche sur l'écran. Il faut régler le gain pour obtenir une bonne gamme de gris pour optimiser la qualité de l'image et améliorer votre habileté à identifier les structures d'intérêt.

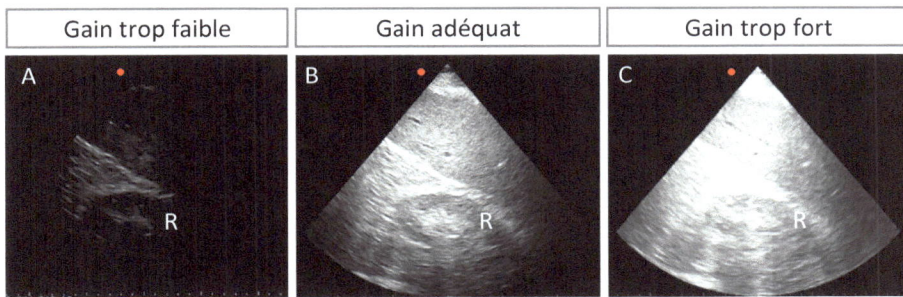

| Gain trop faible | Gain adéquat | Gain trop fort |

Figure 2.12 Le réglage du gain pour améliorer la qualité de l'image.
A. Image du rein (R) avec un réglage de gain trop faible.
B. Même rein avec un réglage adéquat.
C. Même rein avec un réglage de gain trop fort.
Le point rouge indique le marqueur d'orientation.

2.8 Le nettoyage de l'échographe entre chaque patient

Comme l'échographe portatif s'utilise sur plusieurs patients, vous devez prendre des mesures pour éviter qu'il ne devienne pas un vecteur de maladie nosocomiale. En conséquence, il est impératif que l'échographiste respecte les recommandations du fabricant à propos du nettoyage approprié de l'échographe et de la sonde entre chaque patient. Il est aussi primordial qu'il utilise des gants lors de l'examen du patient.

2.9 La résolution de problèmes

- Pour une image de qualité, assurez-vous que les éléments suivants soient optimaux :

  o   la position du patient ;

  o   le choix de la sonde ;

  o   l'utilisation du gel ;

  o   le réglage du gain ;

  o   le réglage de la profondeur ;

  o   la technique de balayage.

- Pour une image de qualité, il est important d'orienter la sonde perpendiculairement à la structure d'intérêt. Cette action minimise la dispersion des ultrasons et maximise la quantité d'ultrasons réfléchis vers la sonde.

3. LES ARTÉFACTS

3.1 Les artéfacts usuels

Les artéfacts sont des images qui ne représentent pas des structures anatomiques. Ils sont générés par les ultrasons qui interagissent avec les structures internes du corps humain. Il est important de reconnaître les artéfacts pour ne pas les confondre avec de vraies structures internes.

Dans ce chapitre, nous aborderons cinq artéfacts usuels. Chaque artéfact offre des avantages et des désavantages pour l'échographiste.

3.2 L'artéfact d'ombre acoustique

Quand les ultrasons rencontrent des structures à haute densité, comme les os ou des calculs biliaires, tous les ultrasons sont soit absorbés, soit réfléchis ailleurs par la surface de la structure. La surface de la structure apparaît hyperéchogène (blanche). L'espace derrière la surface de l'os ou du calcul biliaire apparaît anéchogène (noire), car il n'y a pas d'ultrasons qui pénètrent ces structures. Ces régions noires sont appelées ombres acoustiques.

L'air cause aussi de l'ombrage. C'est le résultat de la grande différence de densité entre l'air et les tissus environnants qui causent la dispersion des ultrasons. Comme l'air disperse diffusément les ultrasons, l'ombre acoustique sera grise. Cette dernière est appelée « ombre sale ».

Avantage

Les artéfacts peuvent être utilisés avantageusement pour identifier une structure. Par exemple, un polype vésiculaire et une cholélithiase peuvent apparaître comme des protrusions semblables à l'intérieur de la vésicule biliaire. Cependant, seules les cholélithiases produisent une ombre derrière leur image due à leur haute densité.

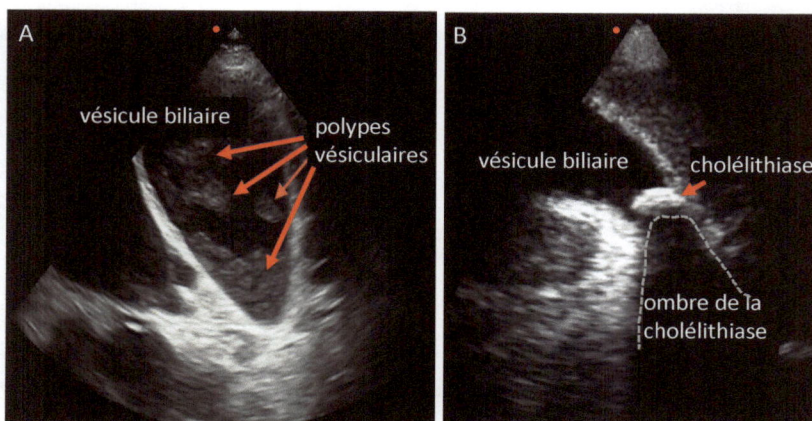

Figure 3.1 Les artéfacts peuvent nous aider.
A. Image montrant des polypes vésiculaires. Il est à noter que les structures faisant protrusion à partir de la paroi de la vésicule biliaire ne produisent pas d'ombre.
B. Image montrant une cholélithiase, créant une ombre noire caractéristique derrière le calcul. Le point rouge indique le marqueur d'orientation.

Désavantage

L'ombre acoustique peut être un désavantage lorsqu'il obstrue la vue d'une structure plus profonde.

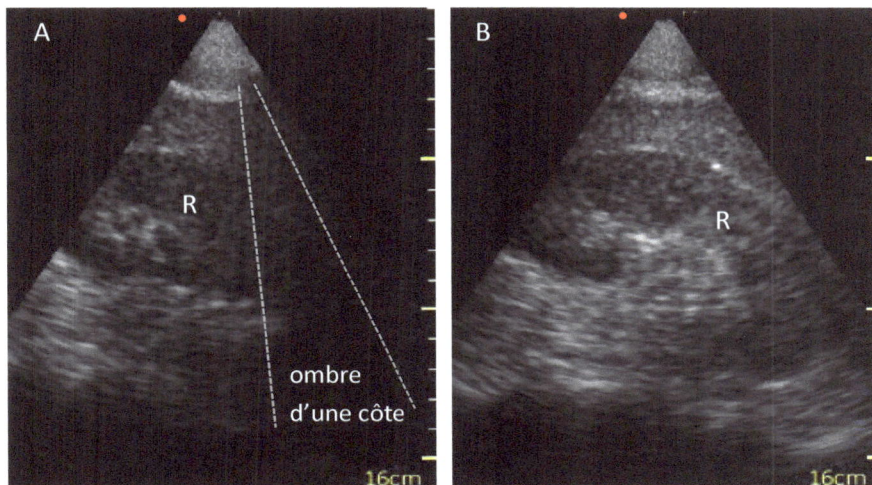

Figure 3.2 Les artéfacts peuvent être désavantageux.
A. Image échographique du rein (R) obstruée par l'ombre d'une côte.
B. Ombre de la côte éliminée lorsque le même rein est visualisé à partir d'un espace intercostal. Le point rouge indique le marqueur d'orientation.

3.3 L'artéfact de rehaussement

Lorsque les ultrasons passent au travers d'une structure remplie de liquide **hypodense**, telle que la vésicule biliaire ou un kyste liquidien, la majeure partie des ondes traversent la structure avec moins d'atténuation, en comparaison aux tissus environnants. Les ultrasons atteignent ensuite les tissus plus profonds avec une plus grande énergie, les faisant paraître « rehaussés », créant une image hyperéchogène (blanche) lorsque comparée aux tissus environnants.

Avantage

Un artéfact de rehaussement peut être utilisé pour différencier un kyste liquidien d'une tumeur. Les deux peuvent apparaître comme des structures circulaires dans un organe solide. Le kyste liquidien, avec sa faible densité, va produire un artéfact de rehaussement. Une tumeur, avec sa densité plus élevée, ne produira pas ou peu d'artéfact de rehaussement.

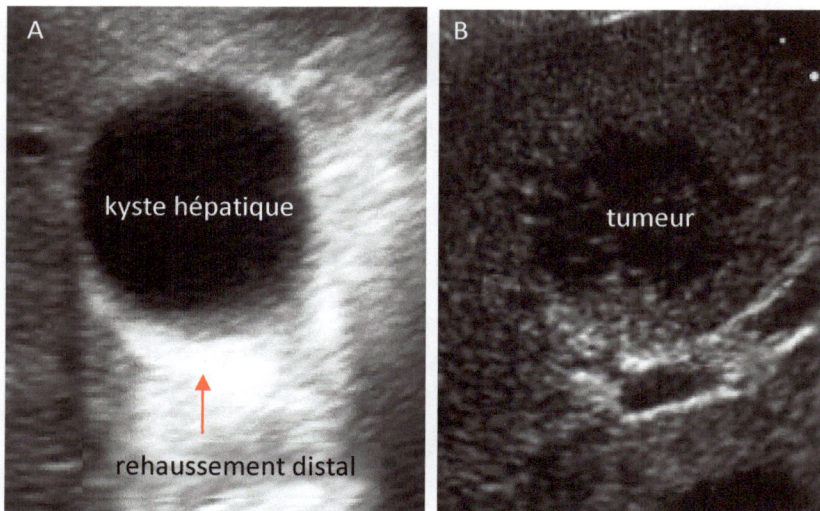

Figure 3.3 L'utilisation de l'artéfact de rehaussement pour identifier les structures.
A. Image échographique d'un kyste hépatique illustrant un artéfact de rehaussement distal.
B. Image échographique d'une tumeur hépatique sans artéfact de rehaussement distal.

Désavantage

L'artéfact de rehaussement peut provoquer des erreurs. Lorsqu'on mesure l'épaisseur de la paroi de la vésicule biliaire, la paroi postérieure est « rehaussée » et apparaît plus épaisse qu'en réalité. Mesurer la paroi postérieure surestime l'épaisseur de la paroi de la vésicule biliaire.

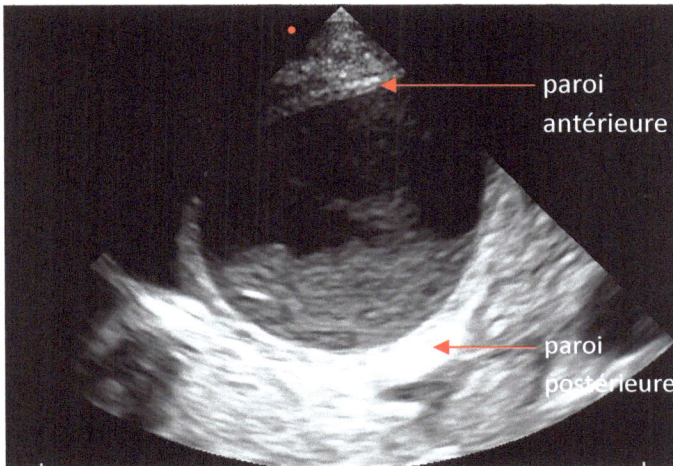

Figure 3.4 L'artéfact de rehaussement de la paroi postérieure de la vésicule biliaire.
Le point rouge indique le marqueur d'orientation.

3.4 L'artéfact d'image miroir

Lorsque les ultrasons rencontrent une structure courbe hautement réfléchissante telle que le diaphragme, une partie des ultrasons réfléchis voyagent à travers le foie et retourne directement vers la sonde. Par contre, une partie des ultrasons suit un trajet indirect plus long en retournant vers la sonde. L'échographe peut interpréter ce retour d'onde plus lent en le représentant comme une structure plus profonde. Cette interprétation peut résulter en une image miroir du foie qui apparaît derrière le diaphragme.

Avantage

Une image miroir du foie ne sera habituellement pas vue en présence d'un épanchement pleural. La présence d'une image miroir du foie du côté thoracique du diaphragme exclut habituellement la présence d'un épanchement pleural à cet endroit.

Désavantage

L'image miroir du foie peut être interprétée incorrectement comme représentant une consolidation pulmonaire.

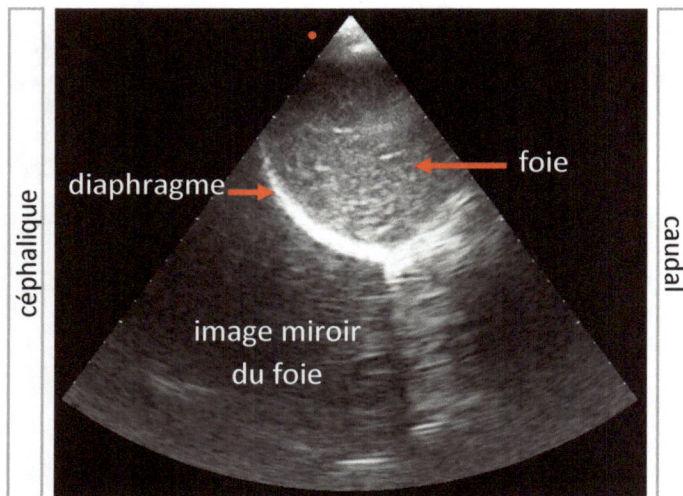

Figure 3.5 Image miroir du foie derrière le diaphragme.
Le point rouge indique le marqueur d'orientation.

3.5 L'artéfact de réverbération

Lorsque les ultrasons rencontrent deux surfaces réfléchissantes superposées, telles que la plèvre viscérale et la plèvre pulmonaire, les ultrasons réverbèrent entre les surfaces. Cette réverbération crée des artéfacts linéaires parallèles à des intervalles équidistants sur l'image échographique.

Avantage

L'artéfact de réverbération que l'on peut voir en examinant le poumon est appelé lignes « A ». La présence de lignes « A » sur l'image échographique d'un thorax peut être utilisée dans l'évaluation du patient dyspnéique (voir Chapitre 4).

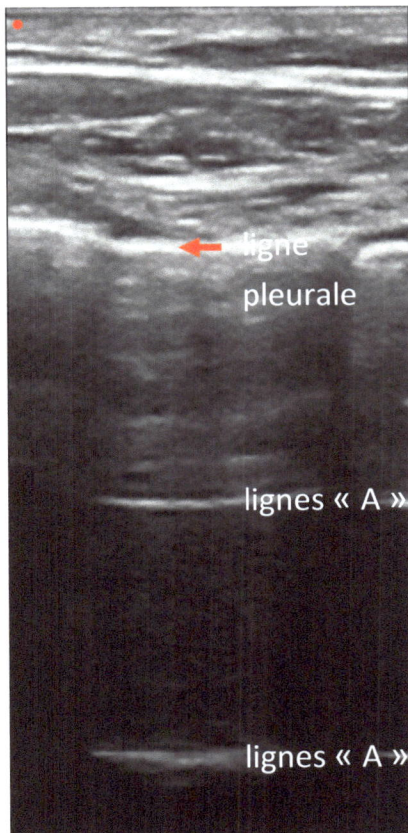

Figure 3.6 Lignes « A » dans un poumon normal.
Image échographique pulmonaire antérieure avec une sonde linéaire de surface à haute fréquence. Le point rouge indique le marqueur d'orientation.

3.6 L'artéfact de réfraction

Quand les ultrasons effleurent le contour d'une structure circulaire liquidienne (p. ex. : vésicule biliaire), ils sont déviés de leur trajectoire. Il en résulte un artéfact anéchogène (noir) au départ de la tangente de la surface courbe jusque dans le champ éloigné.

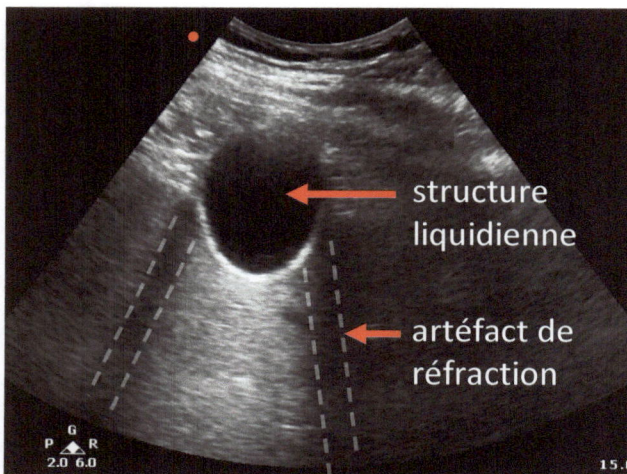

Figure 3.7 L'artéfact de réfraction derrière une structure circulaire liquidienne.
Le point rouge indique le marqueur d'orientation.

3.7 La résolution de problèmes

- Lorsque l'ombre des côtes masque la vision du rein, demandez au patient de maintenir une inspiration profonde. Cette action va permettre au rein de descendre sous les côtes et d'améliorer la qualité de l'image. En glissant la sonde en caudal, on peut maintenant obtenir une image sans obstruction des côtes ;

- L'artéfact de rehaussement surestime l'épaisseur de la paroi postérieure de la vésicule biliaire. Par conséquent, vous devez mesurer l'épaisseur de la paroi antérieure de la vésicule biliaire pour une meilleure précision ;

- L'artéfact d'image miroir disparaît habituellement lorsqu'on change l'orientation de la sonde ;

- L'artéfact de réverbération (lignes « A ») apparaît plus courbé lorsqu'on utilise une sonde courbe ou la sonde sectorielle.

4. DYSPNÉE

Présentation de cas :

Une femme âgée de 70 ans se présente à la clinique. Elle se plaint de dyspnée. Elle est trop essoufflée pour répondre aux questions à l'anamnèse. Sa fréquence respiratoire est mesurée à 40/min, sa saturation en oxygène à 80 % ; elle présente une tachycardie et sa tension artérielle est normale. À l'auscultation, l'air entre difficilement bilatéralement.

Impression :

Dyspnée d'origine indéterminée, causes fréquentes à considérer.

L'examen échographique du thorax peut aider à reconnaître les causes fréquentes de **dyspnée**. Ce chapitre introduit l'utilisation de l'échographie ciblée pour la reconnaissance du pneumothorax, l'interprétation des artéfacts pulmonaires et l'identification des épanchements pleuraux.

4.1 Le choix de la sonde

Pour évaluer le patient dyspnéique, vous pouvez utiliser la sonde à basse fréquence ou une sonde à haute fréquence.

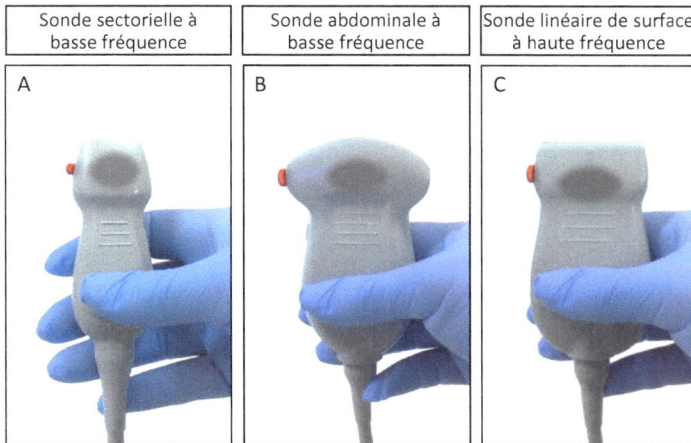

Figure 4.1 La sonde à basse fréquence ou une sonde à haute fréquence peut être utilisée pour évaluer un patient dyspnéique.
A. Une sonde sectorielle à basse fréquence.
B. Une sonde abdominale à basse fréquence.
C. Une sonde linéaire de surface à haute fréquence.
Le point rouge indique le marqueur d'orientation.

4.2 Le positionnement du patient et la technique de balayage – l'examen du thorax antérieur

Le patient devrait être en décubitus dorsal ou en position semi-assise sur le lit, selon la situation clinique. Effectuez le balayage sur la partie la plus antérieure du thorax dans l'axe de la ligne mi-claviculaire (environ au 4e espace intercostal). Répétez le balayage sur trois espaces intercostaux sur la ligne mi-claviculaire de chaque côté du thorax.

La sonde doit être en plan sagittal pour que l'on puisse utiliser les côtes et leur ombre acoustique comme repères anatomiques.

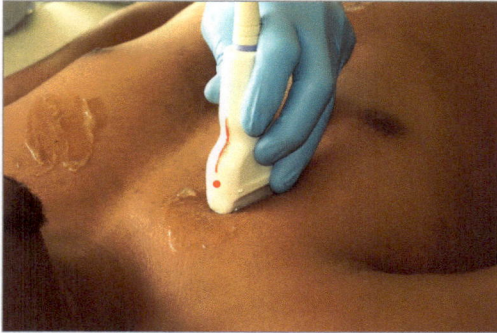

Figure 4.2 La technique de balayage pour générer une image du thorax antérieur.
Le thorax antérieur est balayé bilatéralement avec une sonde linéaire de surface dans l'axe de la ligne mi-claviculaire. Le marqueur d'orientation pointe vers la tête du patient.

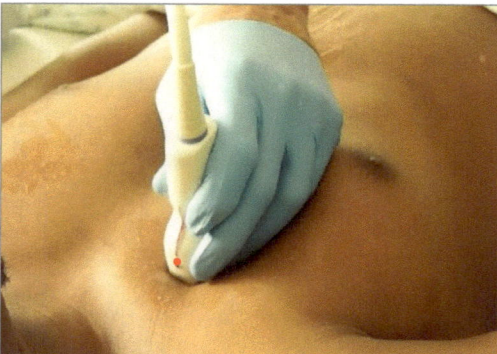

Vidéo 4.1 La technique de balayage avec un mouvement oscillant.
Le mouvement oscillant de la sonde augmente la sensibilité pour découvrir une pathologie [33]. Vidéo : echociblee1.com

4.3 Le glissement pleural

Durant la respiration, les plèvres pariétale et viscérale glissent l'une contre l'autre. Le mouvement pleural horizontal observé sur l'image échographique s'appelle **glissement pleural** [4].

Les caractéristiques du glissement pleural

- Lorsque le patient respire, on observe un mouvement de va-et-vient sur la ligne pleurale ;

- La ligne pleurale hyperéchogène (blanche) se déplace ou scintille.

La signification clinique : le pneumothorax

Un pneumothorax est une accumulation d'air entre les plèvres pariétale et viscérale. L'air dans l'espace pleural empêche le contact des deux plèvres. Conséquemment, il est impossible de voir le glissement pleural. Dans presque tous les cas de pneumothorax, le glissement pleural ne sera pas visible dans la portion antérieure du thorax d'un patient en décubitus dorsal. Des recherches ont démontré qu'un glissement pleural normal permet d'exclure avec assurance un pneumothorax [5-8].

Deux autres trouvailles nous permettent d'exclure le pneumothorax localisé sous la sonde. La présence de **lignes « B »** (voir la section 4.5) permet l'exclusion du pneumothorax. Pour que l'on puisse voir les lignes « B », il faut que les plèvres pariétale et viscérale soient accolées. L'air entre les 2 plèvres empêche la visualisation des lignes « B ». Le **pouls pulmonaire** est un mouvement pulsatile visible sur la ligne pleurale, même en l'absence de respiration. Le mouvement de pulsation est provoqué par les contractions cardiaques transmises au tissu pulmonaire intact. Si les 2 plèvres ne se touchent pas en présence d'un pneumothorax, il n'y aura pas de pouls pulmonaire. En conséquence, la présence soit de **lignes « B »** ou soit d'un **pouls pulmonaire** lors de la technique de balayage du thorax antérieur chez un patient en décubitus dorsal, nous permet d'exclure la présence d'un pneumothorax.

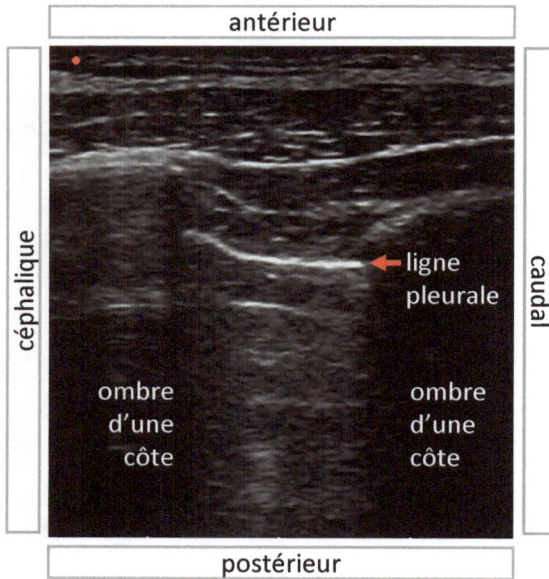

Vidéo 4.2 Le glissement pleural normal avec la sonde linéaire de surface sur le thorax antérieur.
On peut voir la ligne pleurale (blanche) « scintiller », ce qui représente le glissement pleural. On peut conclure que ce patient n'a pas de pneumothorax. Vidéo : echociblee1.com

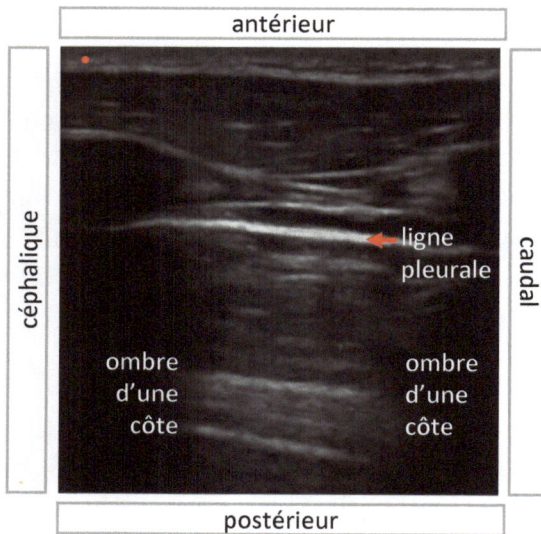

Vidéo 4.3 Pouls pulmonaire.
Vous pouvez noter l'absence du glissement pleural, mais la présence d'une pulsation de la ligne pleurale (pouls pleural). Vidéo : echociblee1.com

Confirmer un pneumothorax

Il est important de comprendre que l'absence de glissement pleural **suggère un pneumothorax, mais que d'autres conditions peuvent aussi reproduire l'absence de glissement pleural**. Elles incluent les adhérences pleurales, l'atélectasie, l'apnée, l'intubation endobronchique, et une respiration extrêmement rapide et superficielle (p. ex. : crise d'asthme) [3].

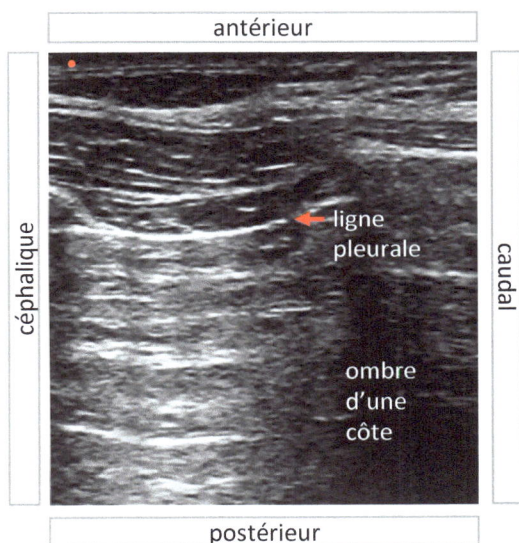

Vidéo 4.4
L'absence de glissement pleural avec la sonde linéaire de surface sur le thorax antérieur.
Notez l'absence de glissement latéral ou de « scintillement » de la ligne pleurale. Ce patient peut donc avoir un pneumothorax.
Vidéo : echociblee1.com

Lorsqu'il n'y a pas de glissement pleural, un pneumothorax peut être confirmé en recherchant le **point poumon**. Le point poumon est un signe échographique spécifique du pneumothorax [9].

Pour rechercher le point poumon chez un patient chez qui vous avez noté l'absence de glissement pleural, commencez le balayage à la partie antérieure du thorax du patient en décubitus dorsal. Déplacez la sonde graduellement vers la partie postéro-latérale du thorax. Le point poumon correspond à la région où les plèvres pariétale et viscérale rentrent en contact l'une sur l'autre (par le poids du poumon) et ne sont plus séparées par l'air du pneumothorax. Sur l'image échographique, vous verrez d'un côté de l'écran, les plèvres accolées jusqu'au point de séparation des plèvres qui définit le point poumon. Le point poumon glisse dans un mouvement de va-et-vient à chaque respiration vers la plèvre pariétale (isolée par l'air du pneumothorax) qui elle ne bouge pas (vidéo 4.6).

La présence d'un point poumon confirme la présence d'un pneumothorax du côté examiné.

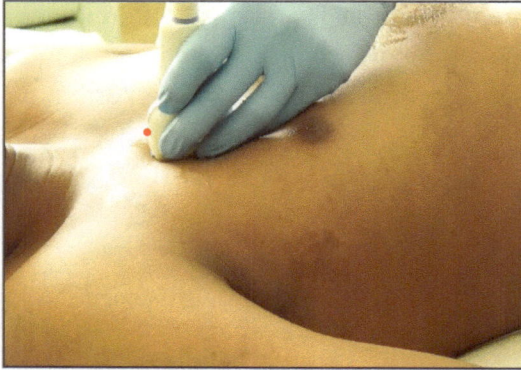

Vidéo 4.5 La technique de balayage à la recherche du point poumon avec la sonde linéaire de surface.
Vidéo : echociblee1.com

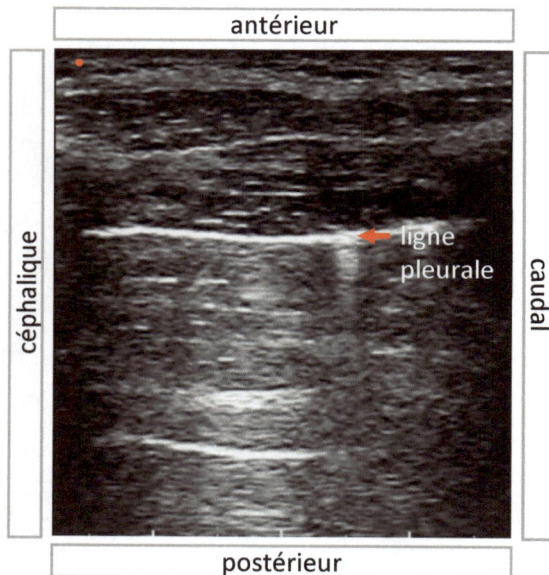

Vidéo 4.6 Le point poumon sur la paroi postéro-latérale du thorax avec la sonde linéaire de surface.
Remarquez le va-et-vient du glissement pleural sur le côté droit de l'écran. Les plèvres se touchent du côté droit, mais pas du côté gauche.
Vidéo : echociblee1.com

Pièges à éviter dans le diagnostic du pneumothorax

Le **point cœur-poumon** et le **point foie-poumon** sont deux trouvailles normales qui ressemblent au point poumon. Lors de l'examen du thorax inférieur gauche, vous pouvez voir apparaître le cœur sur l'image échographique. Le point d'intersection du poumon et du péricarde antérieur s'appelle le point cœur-poumon et peut ressembler au point poumon. Lors de l'examen du thorax inférieur droit, vous pouvez voir apparaître le foie lors de l'expiration sur l'image échographique. Le point d'intersection du poumon et du foie s'appelle le point foie-poumon et peut ressembler au point poumon.

Les patients qui ont un pneumothorax peuvent développer de l'emphysème sous-cutané (de l'air qui s'insère dans les tissus sous-cutanés). L'emphysème sous-cutané provoque de multiples artéfacts de type queue de comète débutant dans les tissus sous-cutanés dans le champ rapproché de la ligne pleurale. Ces **lignes « E »** nous empêchent souvent d'apercevoir le glissement pleural.

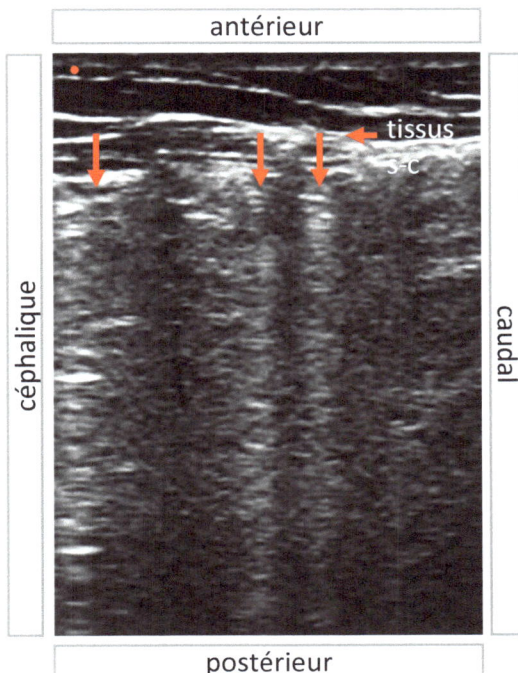

Figure 4.3 Lignes « E » chez un patient avec de l'emphysème sous-cutané.
Notez les artéfacts hyperéchogènes en queue de comète (flèches vers le bas) débutant dans les tissus sous-cutanés (tissus s-c).

4.4 Les lignes « A »

L'artéfact appelé **ligne « A »** est une ligne hyperéchogène (blanche) horizontale apparaissant à intervalles réguliers sous la ligne pleurale. Les lignes « A » sont produites lorsqu'on balaye la portion antérieure du thorax d'un patient aux poumons normaux ou qui a une maladie pulmonaire sans atteinte interstitielle (p. ex. : maladie pulmonaire obstructive, embolie pulmonaire) [10].

Les caractéristiques des lignes « A »

- Hyperéchogènes (blanches) et horizontales ;

- Espacées régulièrement sur tout le champ échographique ;

- Immobiles.

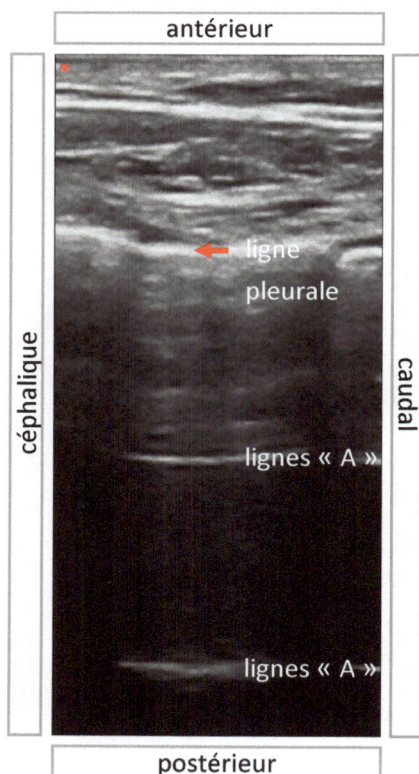

Figure 4.4 Des lignes « A » dans une image de poumon normal.
Image de la portion antérieure d'un thorax avec la sonde linéaire de surface.

4.5 Les lignes « B »

L'artéfact qu'on appelle **ligne « B »** est une ligne verticale hyperéchogène (blanche) naissant de la ligne pleurale. Les lignes « B » sont parfois confondues à l'artéfact nommé « queue de comète ». La ligne « B » est un artéfact non spécifique produit par n'importe quelle maladie interstitielle pulmonaire incluant la pneumonie, l'œdème pulmonaire, la fibrose interstitielle et le syndrome de détresse respiratoire aiguë. On considère comme anormale la présence de trois lignes « B » ou plus dans un espace intercostal [11].

Les caractéristiques des lignes « B »

- Hyperéchogènes (blanches) et verticales en forme de queue de comète ;

- Naissant de la plèvre et s'étendant au-delà champ éloigné de l'écran ;

- Mouvement synchrone avec la plèvre ;

- Éliminent les lignes « A ».

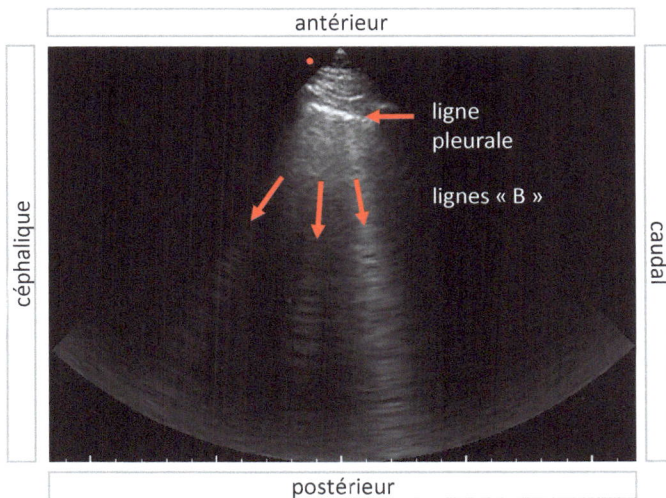

Vidéo 4.7 Des lignes « B » dans un poumon pathologique.
Image échographique du thorax antérieur (avec une sonde sectorielle en configuration abdominale) illustrant des lignes « B » verticales qui naissent de la plèvre et s'étendent au-delà du champ éloigné. Vidéo : echociblee1.com

4.6 Les profils pulmonaires

La signification clinique : le profil « A »

Si vous voyez le glissement pleural avec des lignes « A » bilatéralement lors de l'examen du thorax antérieur, cela signifie que le patient présente un **profil « A »**. Les patients présentant une dyspnée et un profil « A » ont généralement une maladie pulmonaire obstructive chronique ou une exacerbation asthmatique. Les patients présentant de la dyspnée, un profil « A » et une thrombose veineuse profonde (TVP) ont probablement une embolie pulmonaire [12].

La signification clinique : le profil « B »

Si vous voyez le glissement pleural avec des lignes « B » bilatéralement lors de l'examen du thorax antérieur, cela signifie que le patient présente un **profil « B »**. Les patients présentant un profil « B » ont une pathologie interstitielle. Le patient présentant une dyspnée et un profil « B » à l'urgence, a généralement un œdème aigu du poumon d'origine cardiaque [12].

Toutefois, l'interprétation des profils pulmonaires doit toujours tenir compte du jugement clinique. Par exemple, un patient présentant un profil « B » associé à de la fièvre, des frissons, de la toux et des expectorations, a probablement une pneumonie bilatérale et non pas un œdème aigu du poumon.

La signification clinique : le profil « A/B »

Si un côté du thorax antérieur produit des lignes « A » et l'autre côté des lignes « B », le patient présente un **profil « A/B »**. Les patients présentant un profil « A/B » et de la dyspnée ont généralement une pneumonie pouvant expliquer leur dyspnée [12].

Tableau 4.1 Les profils pulmonaires et les pathologies fréquemment associées chez un patient ambulant présentant de la dyspnée

Profil pulmonaire	Pathologie
Profil «A» 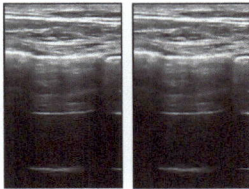 Lignes «A» Lignes «A»	MPOC Asthme Embolie pulmonaire (en présence de TVP)
Profil «B» 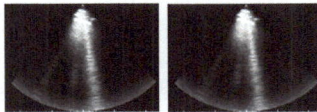 Lignes «B» Lignes «B»	Pathologie interstitielle (p. ex. œdème aigu du poumon cardiogénique)
Profil «A/B» 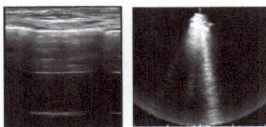 Lignes «A» Lignes «B»	Pneumonie

4.7 L'examen du thorax postéro-latéral

Le thorax postéro-latéral sera examiné à la recherche **d'épanchement pleural** et de **consolidation pulmonaire**. Il sera aussi utile pour confirmer la fonction diaphragmatique. Le patient doit être examiné en position semi-assise. Placez la sonde en plan coronal sur la ligne axillaire postérieure vis-à-vis de l'apophyse xiphoïde.

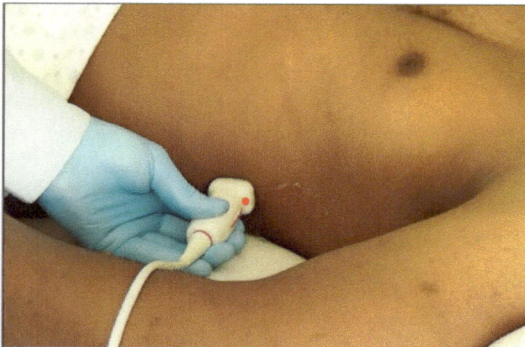

Vidéo 4.8 La technique de balayage pour visualiser l'épanchement pleural ou la consolidation pulmonaire sur le thorax postéro-latéral.
Vidéo : echociblee1.com

Les caractéristiques de l'examen postéro-latéral

- Le diaphragme apparaît comme une ligne hyperéchogène (blanche) dont la concavité est orientée en direction caudale et qui bouge dans la même direction en inspiration ;

- En se contractant, le diaphragme attire vers les pieds, la pointe inférieure externe du poumon qui passe devant la sonde. Cette portion du poumon normal disperse les ultrasons créant sur l'écran de l'échographe en champ rapproché, le « **signe du rideau** » qui se ferme et cache tout le champ éloigné (vidéo 4.9).

La signification clinique : l'épanchement pleural et la consolidation pulmonaire

- L'épanchement pleural apparaît comme une région anéchogène (noire) en position céphalique par rapport au diaphragme. Normalement, la colonne thoracique ne peut pas être visualisée dans le champ éloigné derrière le diaphragme. C'est le poumon normal rempli d'air qui disperse les ultrasons et nous empêche de la voir. Lorsqu'un épanchement pleural ou une consolidation pulmonaire sont présents, ces pathologies agissent comme une fenêtre acoustique laissant passer les ultrasons et permettant de visualiser la colonne en position céphalique par rapport au diaphragme. Lorsqu'on la voit à cet endroit, on décrit ce phénomène comme le « **signe de la colonne** ». Le signe de la colonne nous indique qu'il y a une fenêtre acoustique inhabituelle (épanchement pleural ou consolidation pulmonaire) en position céphalique par rapport au diaphragme ;

- La consolidation pulmonaire apparaît comme une structure hypoéchogène (grise) en position céphalique par rapport au diaphragme ;

- Les patients présentant de la dyspnée, un profil « A » (lignes « A » bilatérales), pas de TVP, et un épanchement pleural unilatéral ou une consolidation, ont probablement une pneumonie [12] ;

- Les patients présentant une dyspnée, une dysfonction ventriculaire gauche, un profil « B » (lignes « B » bilatérales), et des épanchements pleuraux bilatéraux ont probablement un œdème aigu du poumon d'origine cardiogénique [12] ;

- Un diaphragme qui remonte vers la partie céphalique durant l'inspiration suggère une paralysie ou une fatigue diaphragmatique (correspond au syndrome clinique de respiration paradoxale).

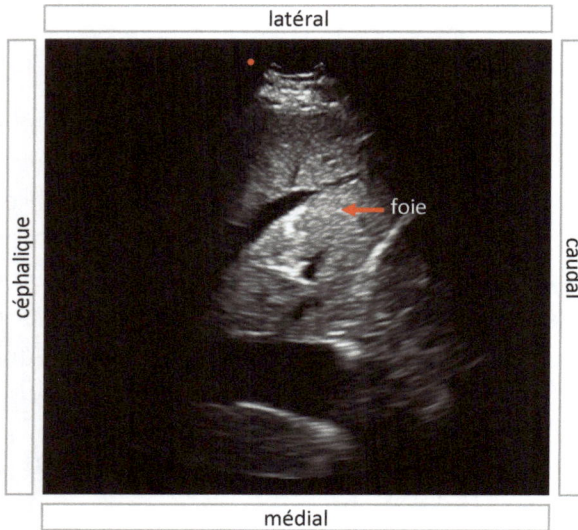

Vidéo 4.9 Une vidéo démontrant un poumon normal lors d'un balayage postéro-latéral du thorax avec une sonde sectorielle en configuration abdominale.
À mesure que le diaphragme se contracte, le poumon passe devant la sonde à partir du côté gauche de l'écran vers la droite et provoque le « signe du rideau », cachant tout le champ éloigné de la plèvre. Vidéo : echociblee1.com

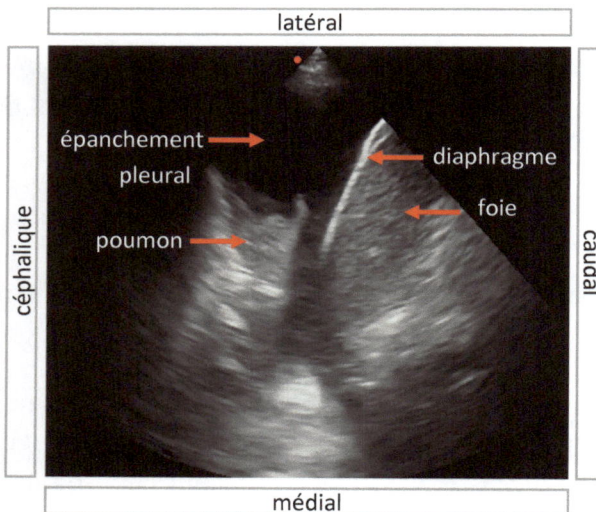

Vidéo 4.10 Une vidéo démontrant un épanchement pleural important lors d'un balayage postéro-latéral du thorax avec une sonde sectorielle en configuration abdominale.
L'épanchement pleural est en position céphalique par rapport au diaphragme et apparaît anéchogène (noir). Vidéo : echociblee1.com

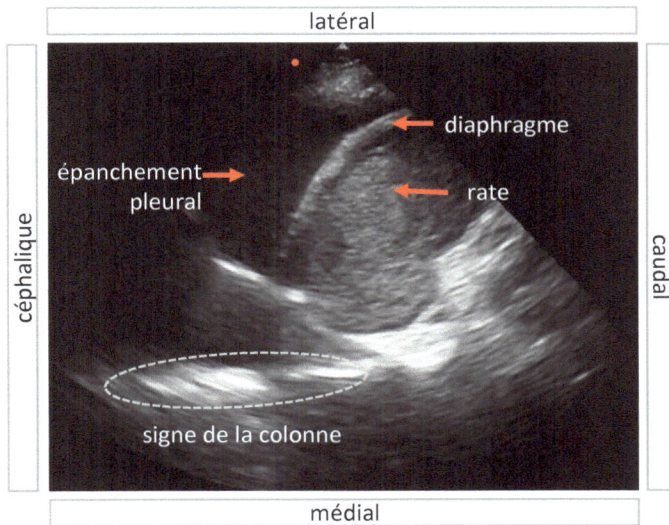

Figure 4.5 Une image échographique du signe de la colonne sur un balayage postéro-latéral du thorax avec une sonde sectorielle en configuration abdominale.

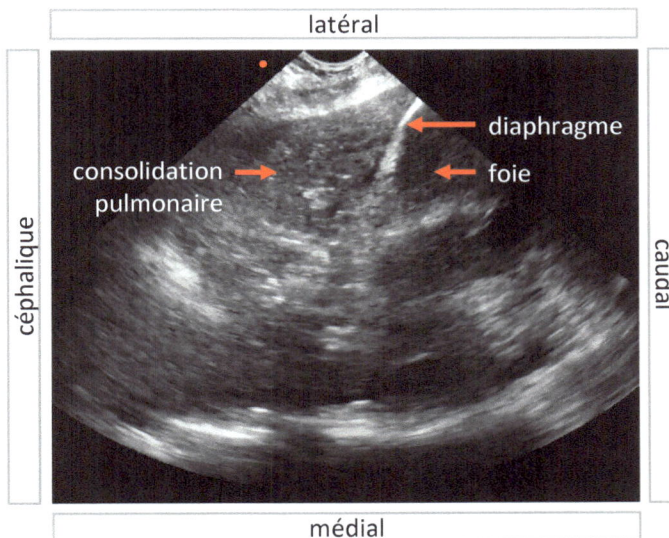

Figure 4.6 Une image échographique de consolidation pulmonaire lors d'un balayage postéro-latéral du thorax avec une sonde sectorielle en configuration abdominale.
La consolidation pulmonaire est une structure hypoéchogène (grise). Elle provoque le signe de la colonne.

4.8 La résolution de problèmes

- Pour détecter un pneumothorax chez un patient en décubitus dorsal, examinez le thorax antérieur dans l'axe de la ligne mi-claviculaire et répétez le balayage sur trois espaces intercostaux différents ;

- En cas de pneumothorax sous tension, il est impossible de trouver le point poumon, car le poumon est complètement collabé ;

- Chez un patient cachectique, ses côtes proéminentes empêchent un bon contact avec la surface linéaire de la sonde. Cette difficulté peut être contournée en insérant la sonde dans le même sens que l'espace intercostal ou en utilisant une sonde possédant une petite empreinte telle que la sonde cardiaque sectorielle ou une sonde microconvexe ;

- Parfois, le glissement pleural est difficile à voir avec une sonde à basse fréquence, compte tenu de sa faible résolution. Dans ces cas, utilisez plutôt une sonde à haute fréquence.

4.9 Faux positifs et faux négatifs

Faux positifs :

- **Point poumon :** Le point cœur-poumon et le point foie-poumon peuvent être interprétés comme un point poumon et sont alors considérés comme des faux positifs ;

- **Lignes « B » :** Les lignes « E » vues dans l'emphysème sous-cutané peuvent être interprétées comme des lignes « B » et sont alors considérées comme des faux positifs.

4.10 Standard de documentation de la SCÉC

La Société canadienne d'échographie ciblée (SCÉC) recommande qu'un examen d'échographie ciblée soit documenté au dossier de la façon :

- **Pneumothorax (PTX) :**
  - Étude négative : PTX −
  - Étude positive : PTX +
  - Étude non concluante : PTX NC
- **Épanchement pleural (ÉPl) :**
  - Étude négative : ÉPl −
  - Étude positive : ÉPl +
  - Étude non concluante : ÉPl NC

Conclusion du cas :

La dame âgée de 70 ans qui s'est présentée à la clinique et qui se plaignait de dyspnée démontre des évidences de défaillance cardiaque. Un profil « B » a été trouvé à l'examen échographique pulmonaire. Des diurétiques ont été administrés et la patiente a été hospitalisée.

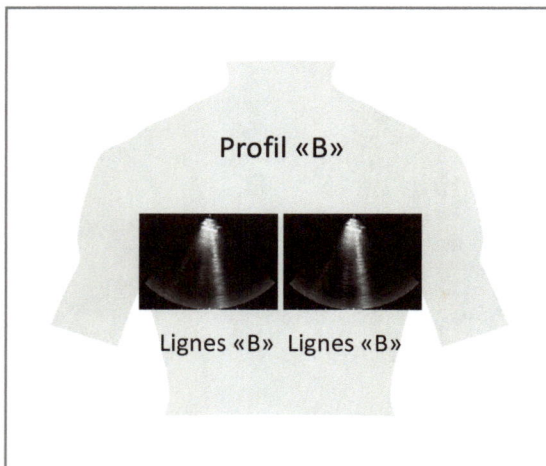

Figure 4.7 Un patient présentant un profil « B » présente des lignes « B » des deux côtés du thorax antérieur.

5. Hypotension d'origine indéterminée

Présentation de cas :

Un homme âgé de 80 ans est retrouvé inconscient chez lui sans autres renseignements médicaux. À l'hôpital, on découvre une hypotension avec une tension artérielle mesurée à 70/40 mm Hg et une fréquence cardiaque à 120/min. Sa température corporelle est normale. Sa respiration est superficielle et sa fréquence respiratoire est mesurée à 30/min. Il est impossible d'obtenir une saturation en oxygène. Ses veines jugulaires ne sont pas visibles. À l'auscultation, l'air entre difficilement bilatéralement. L'examen de l'abdomen produit une douleur légère et il n'y a pas de bruits intestinaux. Ses jambes présentent un aspect marbré.

Impression :

Hypotension d'origine indéterminée, causes fréquentes à considérer.

L'échographie ciblée peut aider à reconnaître certaines causes d'**hypotension**. Ce chapitre introduit les signes échographiques associés à la défaillance ventriculaire gauche, l'embolie pulmonaire massive, la tamponnade et l'hypovolémie.

5.1 Le choix de la sonde

Une sonde sectorielle en configuration cardiaque à basse fréquence est fréquemment utilisée pour cette technique. La sonde abdominale à basse fréquence est aussi un bon choix.

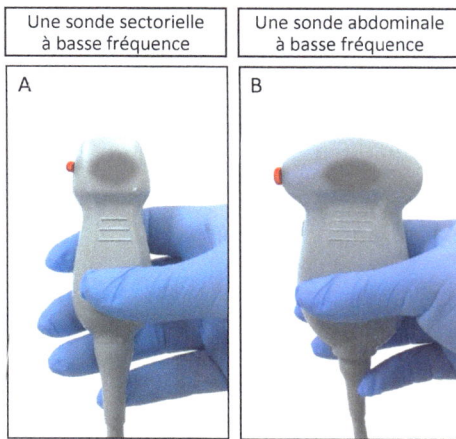

Figure 5.1 Les sondes à basse fréquence pouvant être utilisées pour évaluer un patient qui présente une hypotension d'origine indéterminée.
A. Une sonde sectorielle à basse fréquence.
B. Une sonde abdominale à basse fréquence.
Le point rouge indique le marqueur d'orientation.

5.2 Le positionnement du patient et la technique de balayage

Pour cette technique, la position du patient à privilégier est le décubitus dorsal.

5.3 La fonction du ventricule gauche

L'estimation de la fonction du **ventricule gauche (VG)** peut aider à reconnaître les différentes causes d'hypotension. Pour estimer la fonction du VG dans la vue sous-xiphoïdienne du cœur, on place la sonde sur l'abdomen entre l'ombilic et la région sous-xiphoïdienne (voir la vidéo 5.1). Si vous utilisez la sonde sectorielle en configuration cardiaque, le marqueur d'orientation doit pointer vers la gauche du patient. Si vous utilisez la configuration abdominale, le marqueur d'orientation doit pointer vers la droite du patient. L'image échographique sera identique dans cette vue, dans les deux configurations, car le marqueur d'orientation sur l'écran aura lui aussi changé de côté. Le foie apparaîtra dans le champ rapproché. On se sert ici du foie comme fenêtre acoustique pour voir le cœur.

Si vous avez de la difficulté à obtenir une image de qualité dans la vue sous-xiphoïdienne :

- Demandez au patient de fléchir les genoux pour relâcher la musculature abdominale ;

- Demandez au patient de retenir une inspiration profonde. Cela rapproche le cœur près de la sonde pour une meilleure qualité d'image ;

- Déplacez la sonde vers la droite du patient. Cette position utilise mieux la fenêtre acoustique que constitue le foie.

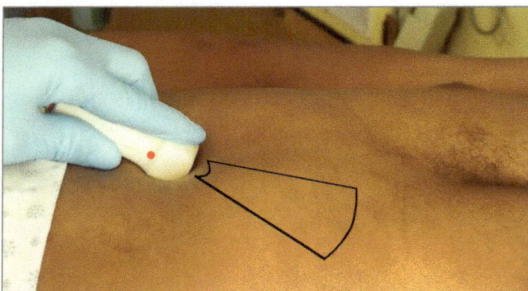

Vidéo 5.1 La technique de balayage pour la vue sous-xiphoïdienne du cœur en configuration cardiaque.
Vidéo : echociblee1.com

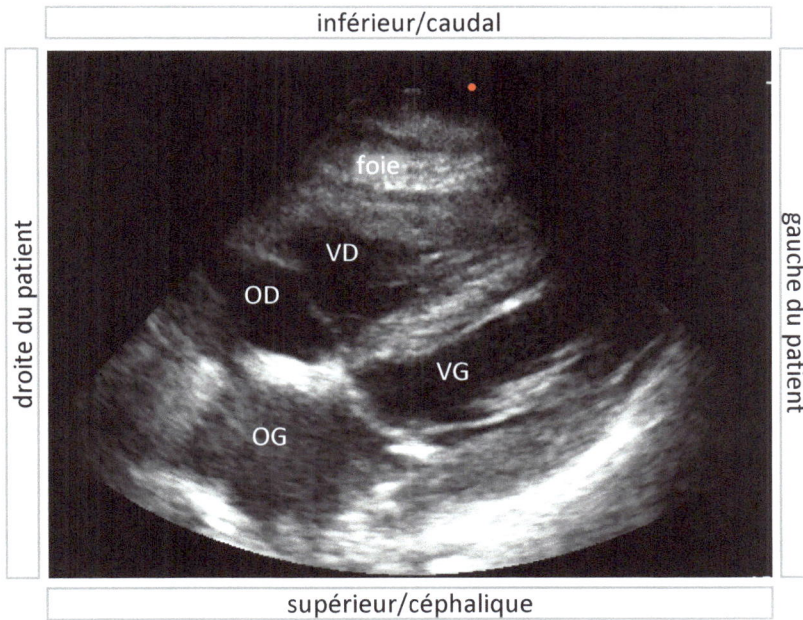

Figure 5.2 La vue sous-xiphoïdienne du cœur.
Image échographique de la vue sous-xiphoïdienne du cœur en configuration cardiaque.
VG : ventricule gauche ; OG : oreillette gauche ; OD : oreillette droite ; VD : ventricule droit.

Sur l'image échographique d'un cœur normal durant la systole, la paroi du VG s'épaissit et le diamètre du VG diminue de 30 %. Le diamètre du VG se mesure à partir de l'intérieur de chacune des parois. La mesure se fait au premier tiers de la distance entre l'anneau de la valve mitrale et l'apex. La diminution du diamètre du VG durant la systole s'appelle « **fraction de raccourcissement** »[14].

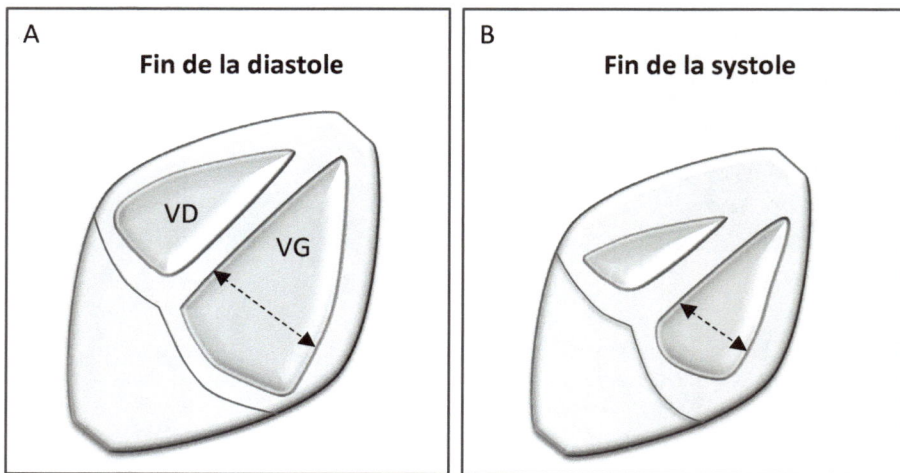

Figure 5.3 La mesure du diamètre du ventricule gauche (VG).
Le diamètre du VG se mesure à l'intérieur de chacune des parois.
A. Le diamètre du VG à la fin de la diastole.
B. Le diamètre du VG diminue de 30 % à la fin d'une systole normale.
VD : ventricule droit.

La fonction du VG peut aussi être estimée subjectivement en regardant le changement de volume du VG entre la systole et la diastole[15-18].

Les vidéos suivantes démontrent différentes catégories de fonction du VG.

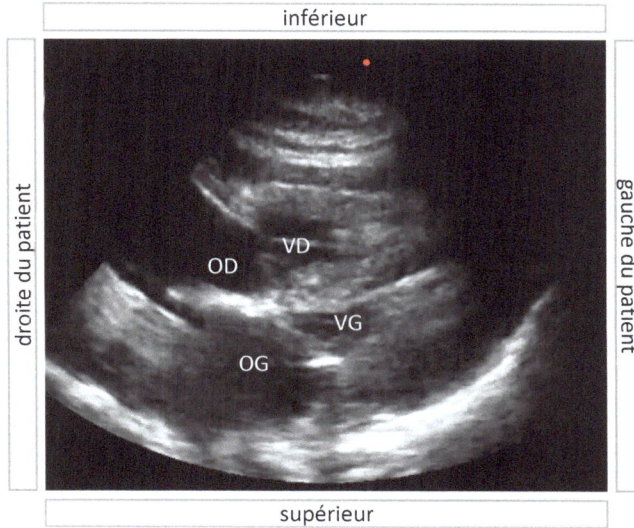

Vidéo 5.2 Une fonction du VG hyperdynamique dans une vue sous-xiphoïdienne.
VG : ventricule gauche ; OG : oreillette gauche ; OD : oreillette droite ; VD : ventricule droit. Vidéo : echociblee1.com

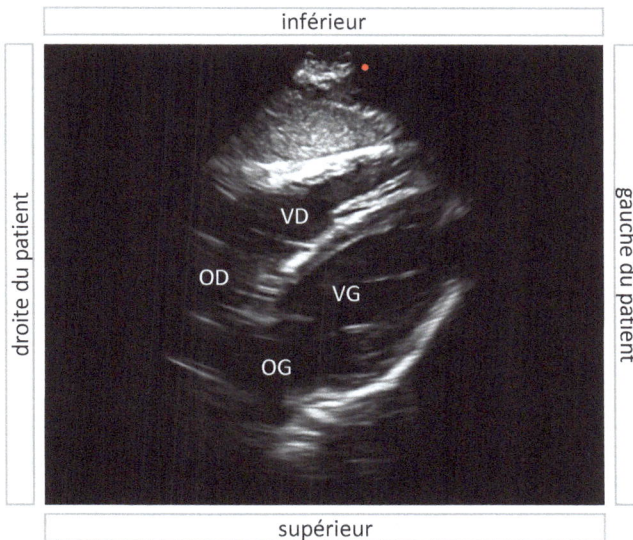

Vidéo 5.3 Une fonction du VG normale dans une vue sous-xiphoïdienne.
VG : ventricule gauche ; OG : oreillette gauche ; OD : oreillette droite ; VD : ventricule droit. Vidéo : echociblee1.com

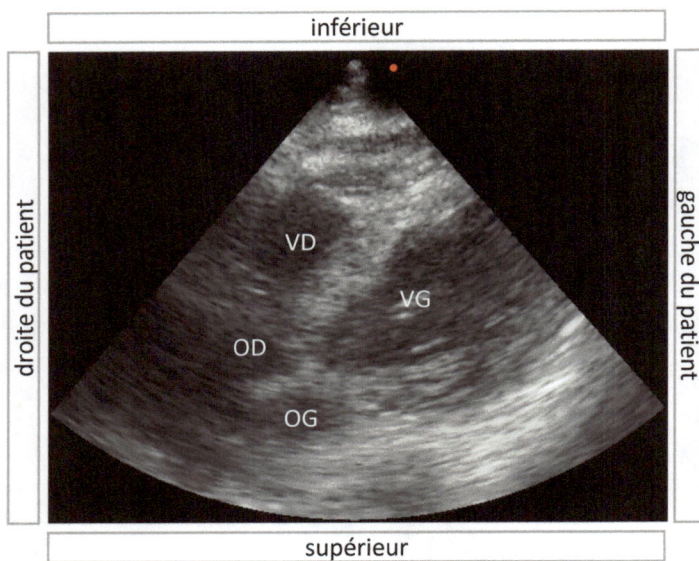

Vidéo 5.4 Une défaillance modérée du VG dans une vue sous-xiphoïdienne.
VG : ventricule gauche ; OG : oreillette gauche ; OD : oreillette droite ; VD : ventricule droit. Vidéo : echociblee1.com

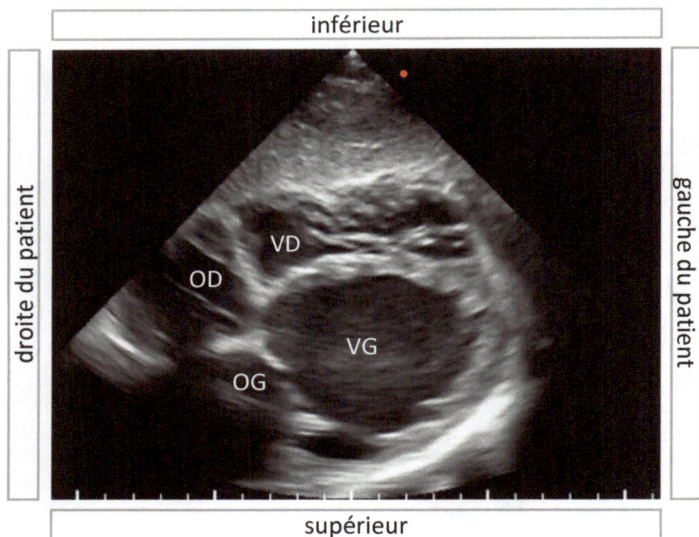

Vidéo 5.5 Une défaillance sévère du VG dans une vue sous-xiphoïdienne.
VG : ventricule gauche ; OG : oreillette gauche ; OD : oreillette droite ; VD : ventricule droit. Vidéo : echociblee1.com

En résumé : La fonction du VG peut être classée en trois catégories : hyperdynamique, normale et défaillante (légère, modérée et sévère).

Tableau 5.1 Les catégories et caractéristiques de l'image échographique de la fonction du ventricule gauche (VG)

Catégorie de la fonction du VG	Caractéristiques de l'image échographique
Fonction du VG hyperdynamique	Tachycardie ; Épaississement de la paroi ventriculaire durant la systole ; Fraction de raccourcissement du VG de plus de 30 % durant la systole.
Fonction du VG normal	Épaississement de la paroi ventriculaire durant la systole ; Fraction de raccourcissement du VG de 30 % durant la systole.
Défaillance du VG légère, modérée, ou sévère	Diminution progressive : • de l'épaississement de la paroi ventriculaire durant la systole ; • du mouvement de la paroi ventriculaire durant la systole ; • de la fraction de raccourcissement du VG durant la systole.

La signification clinique : la défaillance ventriculaire gauche

Chez un patient hypotensif :

- Lorsque vous observez une fonction du VG hyperdynamique, il est logique de penser que l'hypotension est d'origine hypovolémique (p. ex. : une hémorragie), bien que d'autres diagnostics soient possibles (voir Tableau 5.2) ;

- Lorsque vous observez une défaillance du VG modérée ou sévère, il est logique de penser que l'hypotension est d'origine cardiaque (p. ex. : infarctus du myocarde).

5.4 Le ratio diamètre du ventricule droit/gauche

Normalement, à la fin de la diastole, le diamètre de la cavité **ventriculaire droite (VD)** ne devrait pas excéder 60 % du diamètre de la cavité du VG. Le ratio du diamètre VD/VG ne devrait donc pas excéder 0,6 (VD/VG ≤ 0,6) [19]. Le diamètre de la cavité du VD se mesure à l'intérieur de chacune des parois [14].

Le diamètre du VD augmente brusquement lors d'une embolie pulmonaire massive à cause de l'augmentation rapide de la pression en post-charge du VD [20].

La signification clinique : l'embolie pulmonaire

Chez un patient hypotensif chez qui on suspecte une embolie pulmonaire massive :

- Une augmentation brusque du ratio VD/VG soutient l'hypothèse que l'embolie pulmonaire massive provoque l'hypotension ;
- Un ratio VD/VG normal n'exclut pas l'embolie pulmonaire, mais diminue la probabilité qu'une embolie pulmonaire massive soit la seule cause de l'hypotension.

Il faut être prudent avant d'attribuer une augmentation du ratio VD/VG à l'embolie pulmonaire. Une augmentation du ratio VD/VG peut aussi être présente dans d'autres conditions aiguës (pneumonie, syndrome de détresse respiratoire aiguë) et chroniques (maladie pulmonaire obstructive chronique) [21].

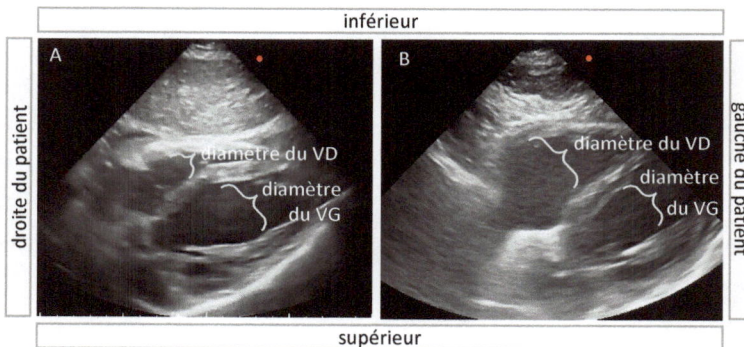

Figure 5.4 Le ratio du diamètre ventriculaire droit/gauche dans la vue sous-xiphoïdienne du cœur.
A. Un ratio ventricule droit (VD)/ventricule gauche (VG) normal (VD/VG ≤ 0,6).
B. Un ratio VD/VG augmenté (VD/VG > 0,6).

5.5 L'épanchement péricardique

L'épanchement péricardique est une accumulation de liquide entre les feuillets péricardiques pariétal et viscéral. L'épanchement péricardique se présente comme une région anéchogène (noire) dans la région inféro-postérieure du cœur. La région inférieure du cœur est la paroi du VD visible dans le champ rapproché dans la vue sous-xiphoïdienne. Pour une image de qualité, il faut voir l'intersection de la paroi inférieure du VD et du septum interventriculaire. Il faut s'assurer de bien voir cette portion durant la totalité du balayage antéro-postérieur à la recherche d'épanchement péricardique.

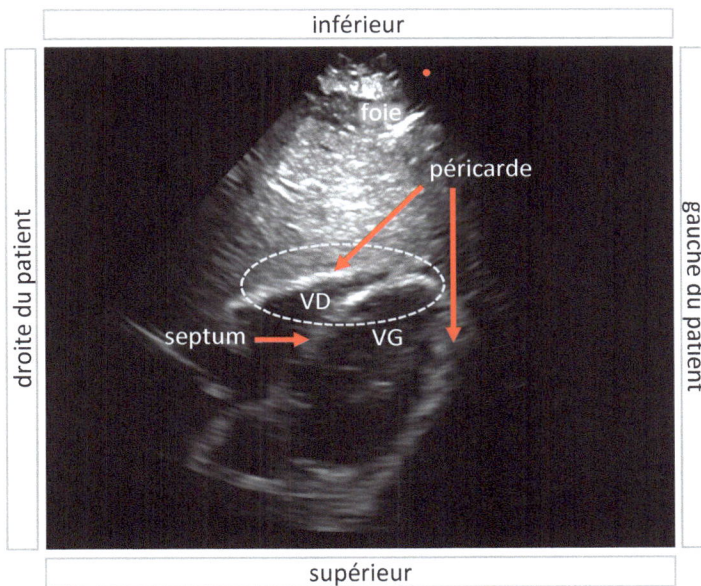

Figure 5.5 Vue sous-xiphoïdienne du cœur illustrant le péricarde inférieur qui doit être balayé à la recherche d'un épanchement péricardique.
VG : ventricule gauche ; VD : ventricule droit.

La signification clinique : la tamponnade

Lorsque l'épanchement péricardique réduit la compliance des cavités cardiaques et entraîne une diminution du retour veineux, du débit cardiaque et de la tension artérielle, on appelle ce phénomène, une **tamponnade** [20].

Chez un patient hypotensif :

- La présence d'un épanchement péricardique augmente la possibilité d'une tamponnade. Il est à noter que le diagnostic de tamponnade doit s'appuyer sur la situation clinique. Chez un patient qui développe un épanchement péricardique lentement, une grande quantité de liquide peut s'accumuler sans compromis hémodynamique ni tamponnade. Par contre, lorsque l'épanchement s'accumule rapidement (p. ex. : un traumatisme), un compromis hémodynamique peut survenir avec une petite quantité de liquide ;

- L'absence d'un épanchement péricardique élimine la tamponnade.

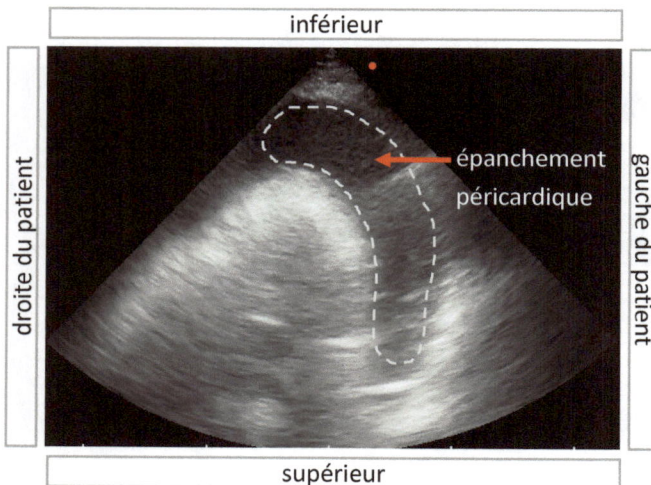

Vidéo 5.6 Un gros épanchement péricardique dans une vue sous-xiphoïdienne.
Les cavités cardiaques sont comprimées par l'épanchement péricardique. Ce patient présente une tamponnade.
Vidéo : echociblee1.com

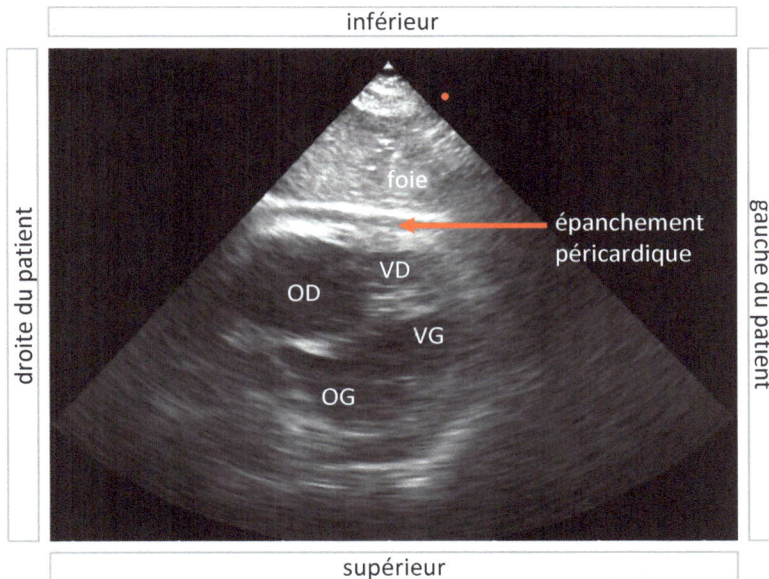

Figure 5.6 Un petit épanchement péricardique dans une vue sous-xiphoïdienne.
Le coussinet adipeux épicardique a été exclu. VG : ventricule gauche ; OG : oreillette gauche ; OD : oreillette droite ; VD : ventricule droit.

5.6 L'état volémique et la veine cave inférieure (VCI)

Une diminution du volume intravasculaire (**hypovolémie**) est une des causes d'hypotension. L'état volémique peut être évalué approximativement avec l'échographie ciblée par la mesure du diamètre de la **veine cave inférieure (VCI)** et sa variabilité respiratoire.

On apprécie la variabilité respiratoire de la VCI en observant la diminution du diamètre de la VCI lorsqu'un patient inspire spontanément. Ce sont les changements de pression intrathoracique durant la respiration qui causent la variabilité du diamètre de la VCI.

Le diamètre et la variabilité respiratoires de la VCI sont mesurés 3 à 4 cm sous l'intersection oreillette droite-VCI [22-24].

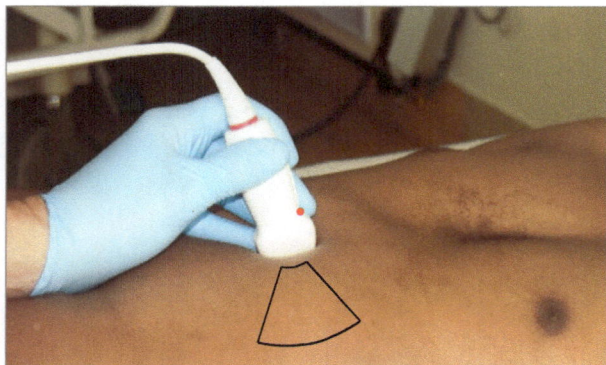

Figure 5.7 La technique de balayage pour voir la veine cave inférieure (VCI).
Une sonde cardiaque sectorielle est placée dans la région sous-xiphoïdienne avec le marqueur d'orientation pointant vers la tête pour visualiser la VCI dans le plan sagittal.

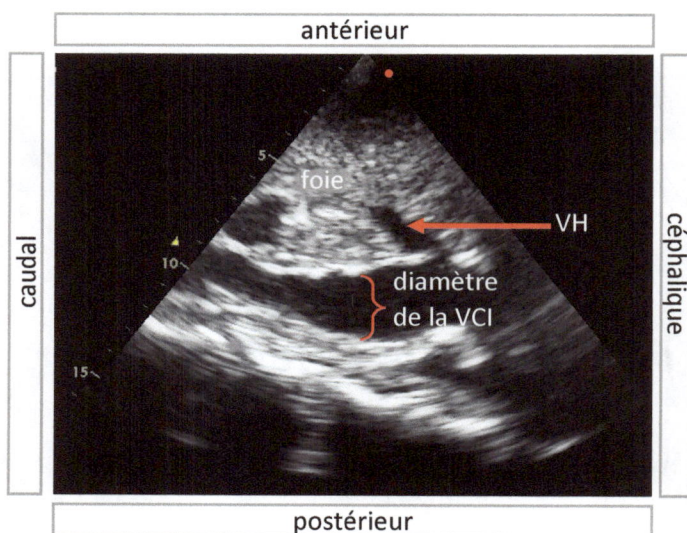

Figure 5.8 Une vue sagittale de la veine cave inférieure (VCI).
La sonde sectorielle est utilisée dans la configuration cardiaque, le marqueur d'orientation se situe donc à la portion supérieure droite de l'écran. VH : veine hépatique.

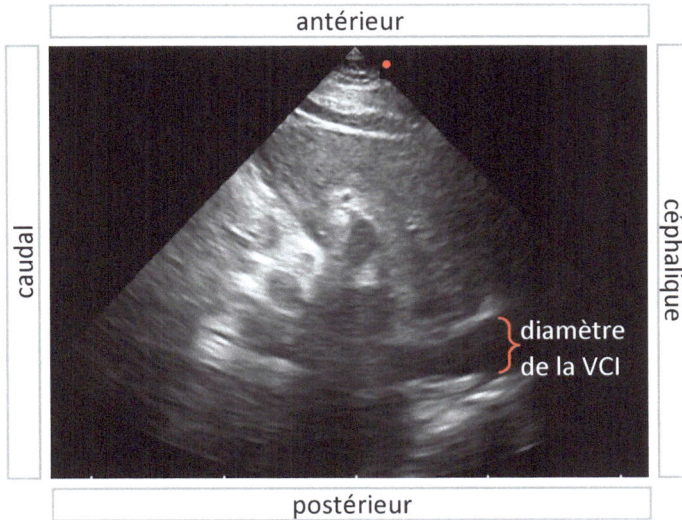

Vidéo 5.7 Une variabilité respiratoire notable de la veine cave inférieure (VCI).
La vue sagittale de la VCI démontre comment le diamètre de la VCI varie durant la respiration. Dans cet exemple, on voit un collapsus complet de la VCI durant l'inspiration. Vidéo : echociblee1.com

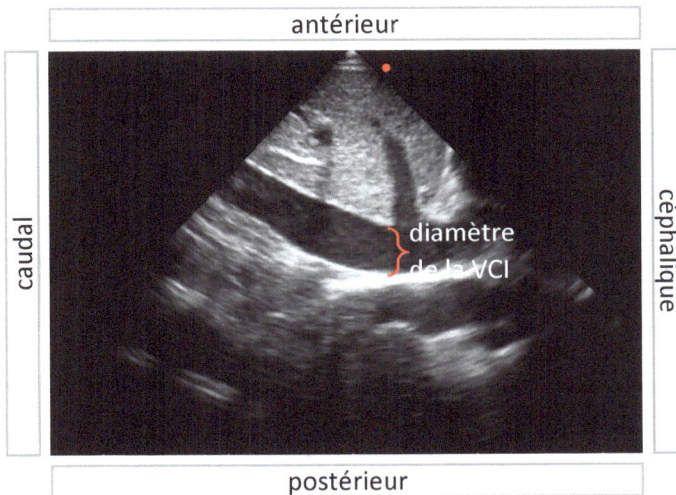

Vidéo 5.8 Une variabilité respiratoire minime de la veine cave inférieure (VCI).
La vue sagittale de la VCI démontre une faible variabilité de la VCI durant la respiration. Vidéo : echociblee1.com

Des études démontrent une certaine corrélation entre l'état volémique du patient et la taille de la VCI ou sa variabilité respiratoire [24-27].

La signification clinique : le patient hypotensif

Chez un patient hypotensif :

- Lorsque l'hypovolémie est la cause de l'hypotension, le diamètre de la VCI est généralement < 15 mm et démontre une variabilité respiratoire supérieure à 50 % ;

- Le traitement initial implique habituellement un apport liquidien intravasculaire (p. ex. : solution saline 0,9 %, solution de lactate Ringer). Le résultat de cette injection peut être évalué de façon sériée par quelques évaluations échographiques ciblées du diamètre de la VCI et de sa variabilité respiratoire. Par exemple, un apport liquidien intravasculaire en quantité adéquate à un patient hypovolémique devrait accroître le diamètre de la VCI et diminuer sa variabilité respiratoire [20] ;

- Lorsqu'un infarctus du myocarde, une embolie pulmonaire massive ou une tamponnade cause une hypotension, le diamètre de la VCI est généralement > 20 mm et démontre une variabilité respiratoire inférieure à 50 %.

Tableau 5.2 Tableau sommaire des causes fréquentes d'hypotension et des constats à l'échographie ciblée

Causes d'hypotension	Diamètre et variabilité de la VCI	Fonction du VG
Infarctus du myocarde du côté VG	Grand et peu variable	Défaillance modérée ou sévère du VG
Embolie pulmonaire massive	Grand et peu variable	VG hyperdynamique avec un ratio VD/VG augmenté
Tamponnade	Grand et peu variable	VG hyperdynamique et un épanchement péricardique (Les signes échographiques avancés de tamponnade ne font pas partie de ce livre de niveau 1)
Hypovolémie	Petit et variable	VG hyperdynamique
Sepsis	Petit et variable Peut être grand et peu variable à un stade ultérieur du sepsis	Habituellement VG hyperdynamique On peut voir une défaillance du VG modéré ou sévère à un stade ultérieur du sepsis

5.7 Les examens échographiques ciblés additionnels pour l'hypotension

D'autres examens échographiques ciblés peuvent être utiles pour déterminer la cause de l'hypotension en plus de l'évaluation de la fonction du VG, du ratio VD/VG, du péricarde et de la VCI.

Par exemple :

- Si un pneumothorax sous tension est suspecté, recherchez l'absence du glissement pleural (Chapitre 4) ;

- Si un saignement intra-abdominal est suspecté chez un patient traumatisé, recherchez du liquide libre intra-abdominal (Chapitre 6) ;

- Si une douleur abdominale est présente, recherchez un anévrisme de l'aorte abdominale (Chapitre 7) ;

- Si une grossesse ectopique est suspectée, recherchez l'absence de grossesse intra-utérine (Chapitre 11).

5.8 La résolution de problèmes

- Lors de l'examen de la VCI, appliquez une pression légère sur la sonde, car une trop grande pression écrasera la VCI ;

- Chez un patient recevant une ventilation à pression positive, la taille de la VCI augmentera plutôt que de diminuer lors de l'inspiration, car le ventilateur augmente la pression intrathoracique ;

- Pour bien utiliser le foie comme fenêtre acoustique et obtenir une image de qualité, déposez la sonde près de l'ombilic et déplacez-la lentement vers la région sous-xiphoïdienne.

5.9 Faux positifs et faux négatifs

Faux positifs :

- **Le coussinet adipeux épicardique :** le coussinet adipeux épicardique peut être confondu avec un épanchement péricardique. Le coussinet adipeux épicardique est hypoéchogène (gris), pas anéchogène (noir). De plus, le coussinet adipeux épicardique se retrouve à la partie antérieure du cœur. Au contraire, un petit épanchement péricardique se retrouvera en postérieur par la gravité. Un épanchement plus grand peut se retrouver en périphérie du cœur y compris en antérieur, mais rarement seulement en antérieur ;

- **L'ascite et l'épanchement pleural :** l'ascite et l'épanchement pleural sont des images anéchogènes (noires) qui peuvent se juxtaposer au péricarde dans la vue sous-xiphoïdienne et peuvent donc être interprétés comme des faux positifs.

5.10 Standard de documentation de la SCÉC

La Société canadienne d'échographie ciblée (SCÉC) recommande qu'un examen d'échographie ciblée soit documenté au dossier de la façon suivante :

- **Épanchement péricardique (ÉPC) :**

    o Étude négative : ÉPC –

    o Étude positive : ÉPC +

    o Étude non concluante : ÉPC NC

Conclusion du cas :

L'homme hypotensif âgé de 80 ans présentait un VG hyperdynamique, un ratio VD/VG normal, aucun épanchement péricardique et une VCI de petite taille et variable, suggérant l'hypovolémie. En même temps que l'apport liquidien intravasculaire est débuté, un examen échographique supplémentaire démontre une rupture d'un gros anévrisme de l'aorte abdominale. Vous devez consulter un chirurgien vasculaire immédiatement.

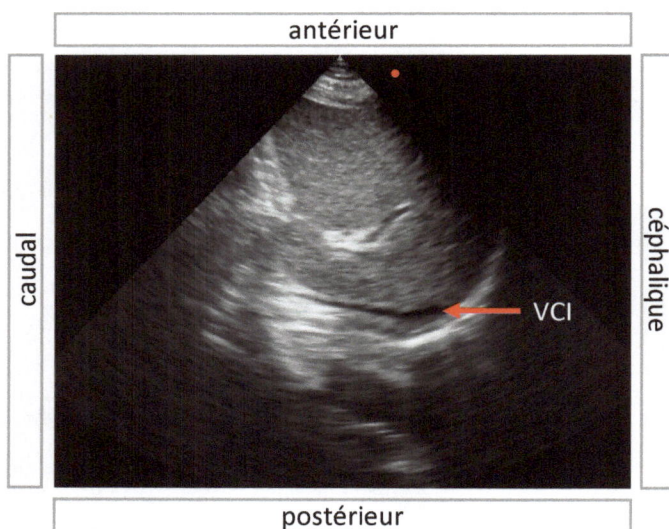

Figure 5.9 Vue sagittale de la veine cave inférieure (VCI) de petite taille.

6. POLYTRAUMATISÉ

6.1 Le choix de la sonde

6.2 Le positionnement du patient et la technique de balayage

6.3 L'algorithme eFAST

6.4 La résolution de problèmes

6.5 Faux positifs et faux négatifs

6.6 Standard de documentation de la SCÉC

Présentation de cas :

Une femme âgée de 25 ans s'est fait frapper par une auto et est amenée à l'urgence en ambulance. Elle est consciente et se plaint de douleurs au thorax et à l'abdomen. Sa tension artérielle est mesurée à 80/60 mm Hg et sa fréquence cardiaque à 120/min. L'examen de l'abdomen produit une douleur légère sans signes péritonéaux.

Impression :

Hypotension chez une patiente polytraumatisée ; un saignement intra-abdominal doit être recherché.

Ce chapitre introduit l'utilisation de l'échographie ciblée pour la recherche d'un **hémopéritoine**, d'un **hémopéricarde**, d'un **hémothorax**, et d'un **pneumothorax** chez le patient polytraumatisé.

6.1 Le choix de la sonde

Pour cette technique, une sonde abdominale à basse fréquence est habituellement utilisée. La sonde sectorielle en configuration abdominale est aussi un choix approprié.

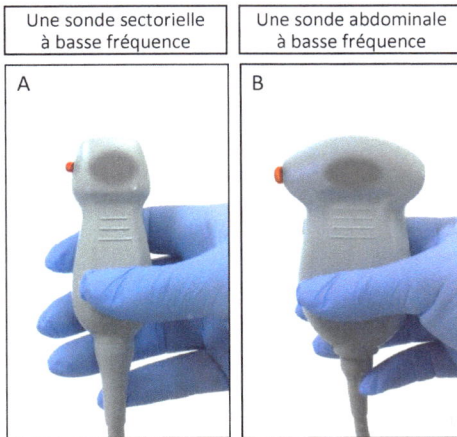

Figure 6.1 Les sondes à basse fréquence pouvant être utilisées pour évaluer un patient polytraumatisé.
A. Une sonde sectorielle à basse fréquence.
B. Une sonde abdominale à basse fréquence.
Le point rouge indique le marqueur d'orientation.

6.2 Le positionnement du patient et la technique de balayage

Le patient est évalué en décubitus dorsal.

6.3 L'algorithme eFAST

Chez le patient polytraumatisé, l'échographie ciblée est utile pour répondre à quatre questions [7]:

1re question : Y a-t-il un hémopéritoine ?
Chez le patient polytraumatisé, le liquide libre intra-abdominal ou pelvien est considéré comme étant du sang jusqu'à preuve du contraire ;

2e question : Y a-t-il un hémopéricarde ?
Chez le patient présentant traumatisme au thorax, l'épanchement péricardique est considéré comme étant du sang jusqu'à preuve du contraire ;

3e question : Y a-t-il un hémothorax ?
Chez le patient polytraumatisé, l'épanchement pleural est considéré comme étant du sang jusqu'à preuve du contraire ;

4e question : Y a-t-il un pneumothorax ?

L'algorithme eFAST peut répondre à ces questions.

L'acronyme eFAST signifie :		
e	= extended	= étendue
F	= Focused	= ciblée
A	= Assessment	= évaluation
S	= Sonography	= échographie
T	= Trauma	= traumatologie
L'évaluation étendue de l'échographie ciblée en traumatologie		

L'utilisation de cette approche chez les patients polytraumatisés est bien supportée par la littérature médicale [7, 28, 29]. Ce chapitre présente un sommaire de l'algorithme eFAST pour l'échographiste de niveau 1.

1ʳᵉ question : Y a-t-il un hémopéritoine ?

La présence de liquide libre intra-abdominal ou pelvien peut être recherchée dans trois régions :

1ʳᵉ région : l'espace de Morison ;

2ᵉ région : l'espace spléno-rénal ;

3ᵉ région : la cavité pelvienne (le cul-de-sac de Douglas chez la femme, l'espace vésico-rectal chez l'homme).

1ʳᵉ région : l'espace de Morison est un interstice virtuel entre le foie et le pôle supérieur du rein droit. Cet espace est l'un des premiers endroits de l'abdomen où s'accumulera du liquide libre intra-péritonéal chez un patient en décubitus dorsal. Pour localiser du liquide dans l'espace de Morison, la sonde est placée sur la ligne axillaire postérieure droite, vis-à-vis de l'apophyse xiphoïde dans le plan coronal, avec le marqueur d'orientation pointant vers la tête [7, 28-30].

Vous devez déplacer la sonde sur l'axe cranio-caudal ou sur l'axe antéro-postérieure, toujours dans le plan coronal, afin de permettre de bien visualiser l'espace de Morison. Une fois la sonde apposée vis-à-vis de la bonne fenêtre acoustique, il faut balayer lentement toute l'interface de l'espace de Morison. L'interface comprend tous les points de contact entre le rein et le foie. Balayez l'interface jusqu'à ce que le rein disparaisse autant dans la direction antérieure que postérieure. Il est important de balayer toute l'interface et la surface inférieure du foie pour un balayage de qualité.

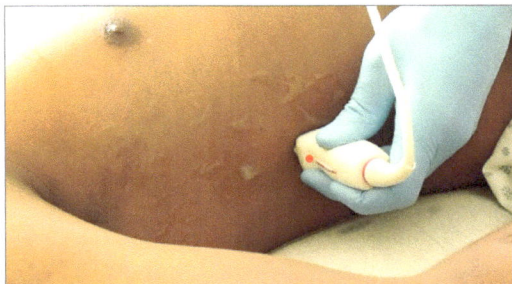

Vidéo 6.1 La technique de balayage pour générer une image du liquide libre au niveau de l'espace de Morison avec la sonde sectorielle.
Vidéo : echociblee1.com

La présence de liquide libre dans l'espace de Morison apparaîtra anéchogène (noir) sur l'image échographique.

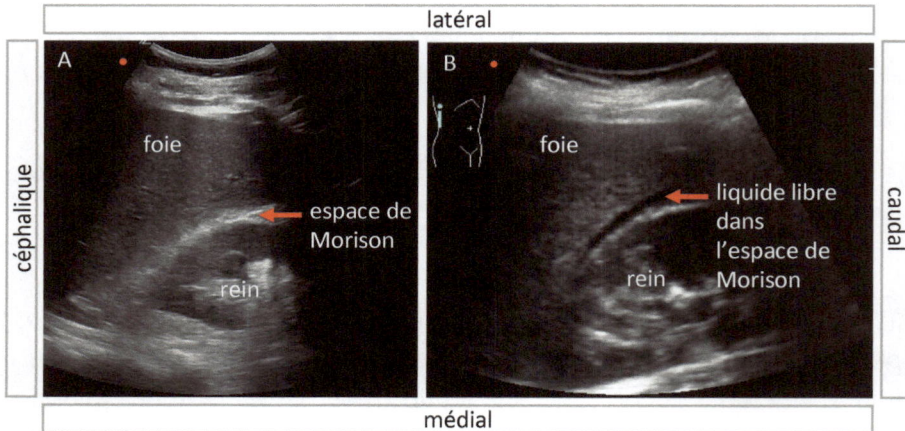

Figure 6.2 Le balayage de l'abdomen à la portion postéro-latérale droite révèle du liquide libre dans l'espace de Morison.
A. Une image normale de l'espace de Morison. Il n'y a pas d'image anéchogène (noire) entre le foie et le rein droit.
B. Du liquide libre anéchogène (noir) se retrouve dans l'espace de Morison.

2e région : l'espace spléno-rénal est un interstice virtuel entre la rate et le pôle supérieur du rein gauche. Pour localiser du liquide dans l'espace spléno-rénal, la sonde est placée sur la ligne axillaire postérieure gauche, vis-à-vis de l'apophyse xiphoïde dans le plan coronal, avec le marqueur d'orientation pointant vers la tête [7, 28, 29].

Vous devez déplacer la sonde sur l'axe cranio-caudal ou sur l'axe antéro-postérieure, toujours dans le plan coronal, afin de permettre de bien visualiser l'espace spléno-rénal. Une fois la sonde apposée vis-à-vis de la bonne fenêtre acoustique, il faut balayer lentement toute l'interface de l'espace spléno-rénal. L'interface comprend tous les points de contact entre le rein et la rate. Balayez l'interface jusqu'à ce que le rein disparaisse autant dans la direction antérieure que postérieure. Il est important de balayer toute l'interface et la surface inférieure de la rate pour un balayage de qualité. La présence de liquide libre dans l'espace spléno-rénal apparaîtra anéchogène (noir) sur l'image échographique.

Dans le quadrant supérieur gauche, l'espace le plus postérieur où s'accumulera en premier le liquide libre est l'espace entre la rate et le diaphragme. Il est essentiel d'effectuer le balayage de cette région et de bien visualiser le diaphragme de « 6 à 9 heures » (voir la figure 6.4).

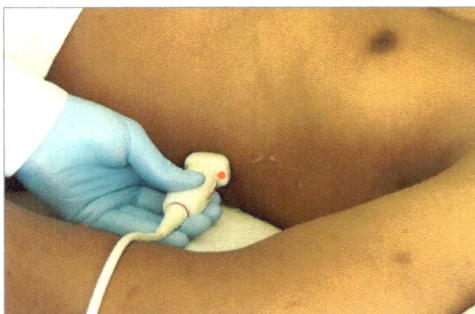

Vidéo 6.2 La technique de balayage pour générer une image du liquide libre au niveau de l'espace spléno-rénal avec la sonde sectorielle.
Vidéo : echociblee1.com

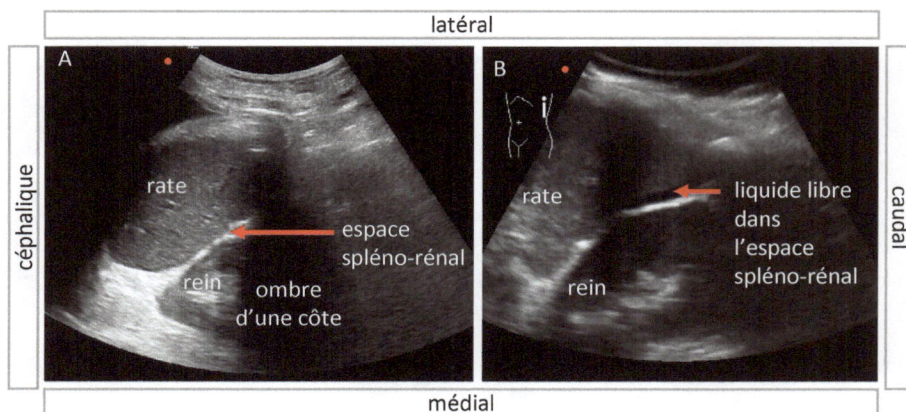

Figure 6.3 Le balayage de l'abdomen à la portion postéro-latérale gauche révèle du liquide libre dans l'espace spléno-rénal.
A. Une image normale de l'espace spléno-rénal.
B. Du liquide libre anéchogène (noir) se retrouve dans l'espace spléno-rénal.

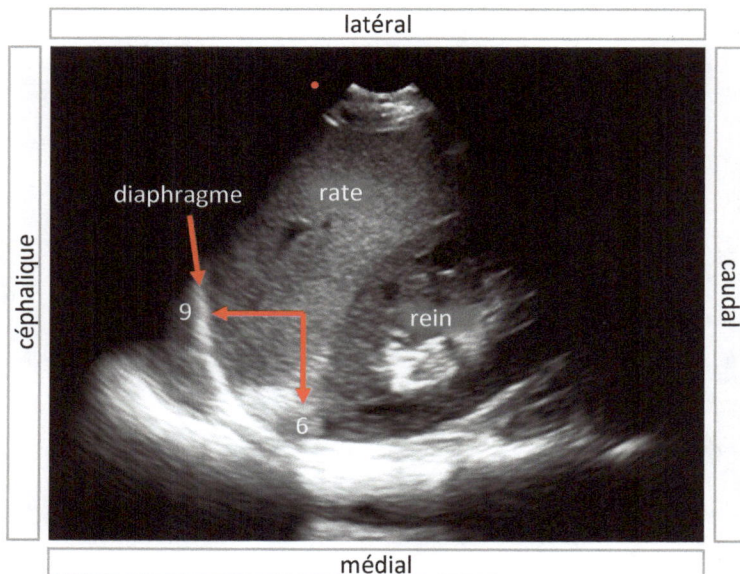

Figure 6.4 Il est essentiel d'effectuer le balayage de la région entre le diaphragme et la rate et de bien visualiser le diaphragme de « 6 à 9 heures » à la recherche de liquide libre.

3e région : la cavité pelvienne. Chez la femme, le liquide libre s'accumule entre l'utérus et la vessie et dans le **cul-de-sac de Douglas**. Le cul-de-sac de Douglas est un interstice virtuel entre l'utérus et le rectum. Les femmes en âge d'enfanter peuvent avoir une petite quantité de liquide dans cet espace. Chez l'homme, le liquide libre s'accumule dans **l'espace vésico-rectal** entre la vessie et le rectum [7, 28, 29].

Pour effectuer le balayage de la cavité pelvienne dans le plan transversal, placez la sonde juste au-dessus du pubis avec le marqueur d'orientation vers la droite du patient. Orientez le faisceau de la sonde en direction caudale. La vessie remplie d'urine, apparaîtra comme une structure remplie de liquide anéchogène dans le champ rapproché. Chez la femme, vous apercevrez l'utérus accolé sur la partie postérieure de la vessie. La présence de liquide libre apparaîtra anéchogène (noir) sur l'image échographique derrière la vessie et autour de l'utérus chez la femme et derrière la vessie chez l'homme.

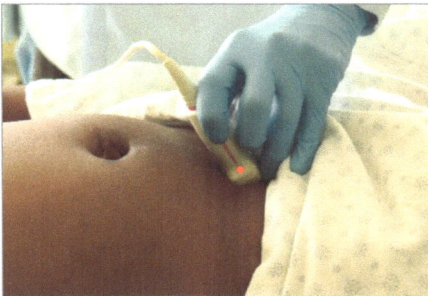

Figure 6.5 La technique de balayage pour générer une image au niveau de la cavité pelvienne dans le plan transversal avec la sonde sectorielle.

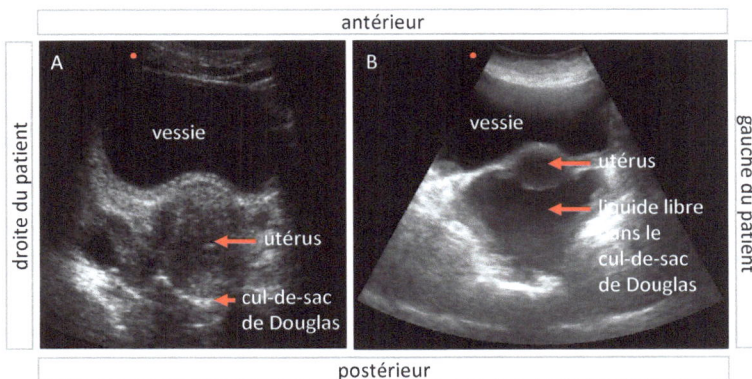

Figure 6.6 La cavité pelvienne féminine dans le plan transversal.
A. La cavité pelvienne féminine sans liquide dans le cul-de-sac de Douglas.
B. La cavité pelvienne féminine avec liquide libre dans le cul-de-sac de Douglas.

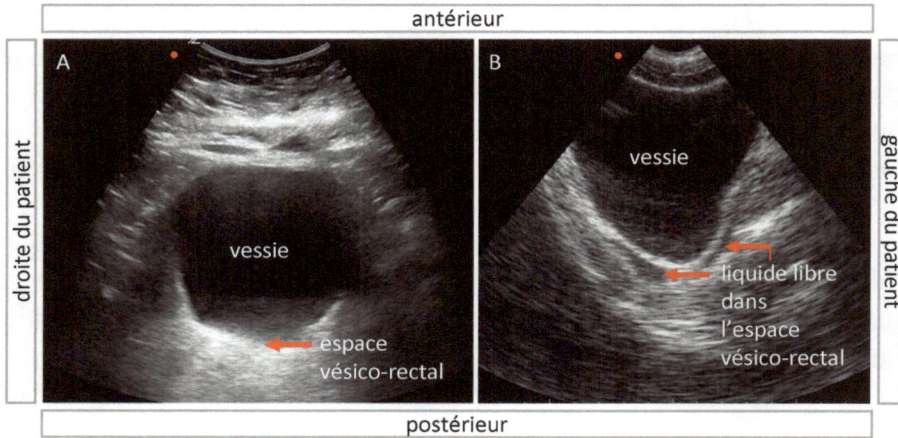

Figure 6.7 La cavité pelvienne masculine dans le plan transversal.
A. La cavité pelvienne masculine sans liquide dans l'espace vésico-rectal.
B. La cavité pelvienne masculine avec liquide libre dans l'espace vésico-rectal.

Pour effectuer le balayage de la cavité pelvienne dans le plan sagittal, placez la sonde juste au-dessus du pubis avec le marqueur d'orientation vers la tête du patient. Orientez le faisceau de la sonde en direction caudale.

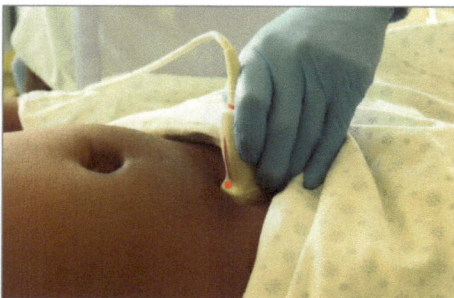

Figure 6.8 La technique de balayage pour générer une image au niveau de la cavité pelvienne dans le plan sagittal avec la sonde sectorielle.

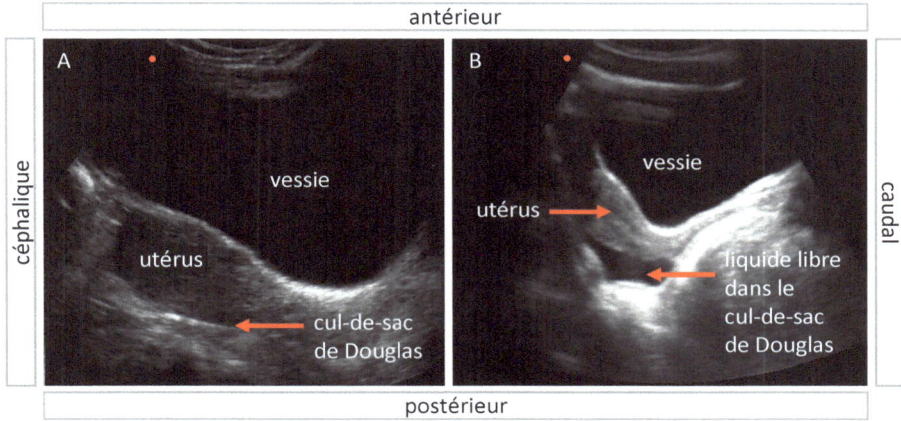

Figure 6.9 La cavité pelvienne féminine dans le plan sagittal.
A. La cavité pelvienne féminine dans le plan sagittal sans liquide dans le cul-de-sac de Douglas.
B. La cavité pelvienne féminine dans le plan sagittal avec liquide libre dans le cul-de-sac de Douglas.

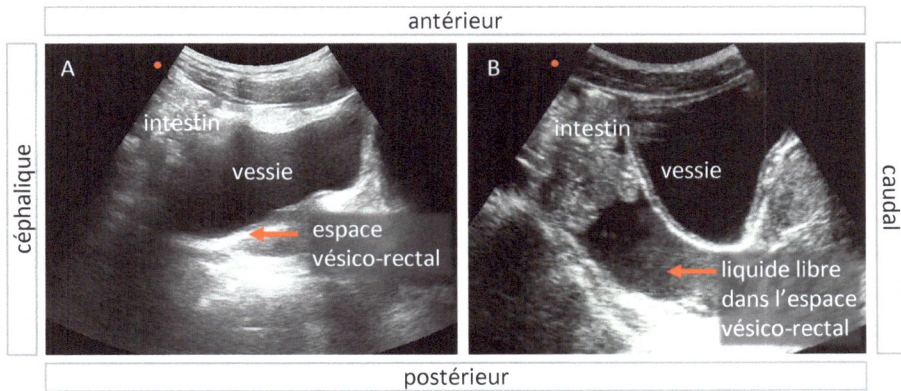

Figure 6.10 La cavité pelvienne masculine dans le plan sagittal.
A. La cavité pelvienne masculine dans le plan sagittal sans liquide dans l'espace vésico-rectal.
B. La cavité pelvienne masculine dans le plan sagittal avec liquide libre dans l'espace vésico-rectal.

En somme, si un patient polytraumatisé présente du liquide libre dans l'une ou l'autre de ces régions (l'espace de Morison, l'espace spléno-rénal, la cavité pelvienne), alors le clinicien suspecte un hémopéritoine.

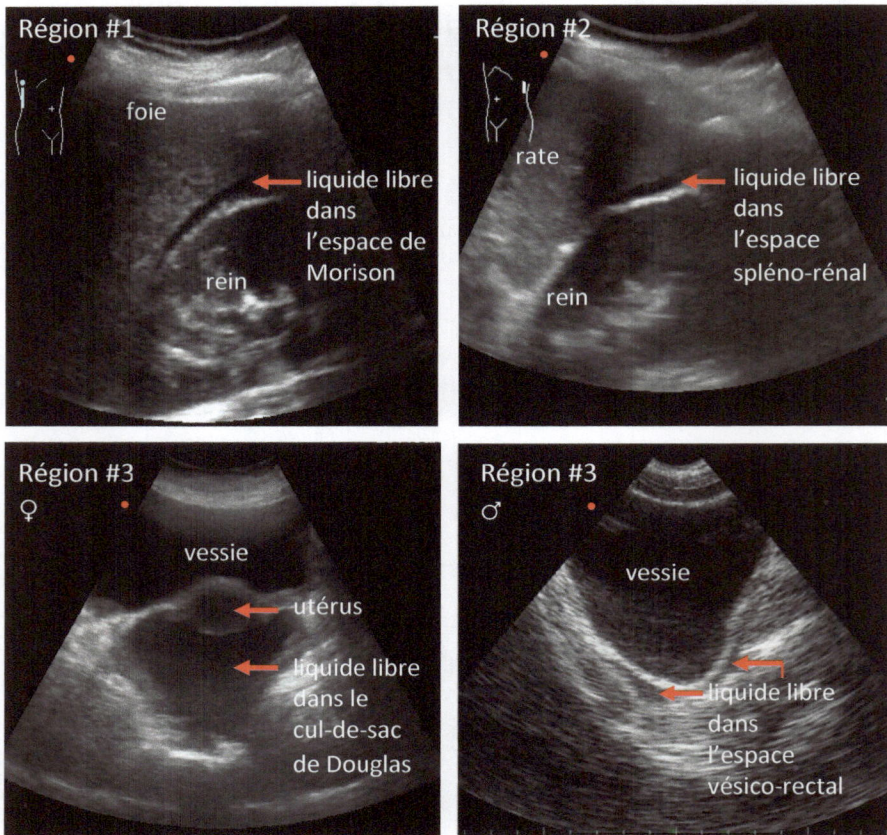

Figure 6.11 Du liquide libre dans l'une ou l'autre de ces régions (l'espace de Morison, l'espace spléno-rénal, la cavité pelvienne), suggère un hémopéritoine chez un polytraumatisé.

2ᵉ question : Y a-t-il un hémopéricarde ?

Chez le patient polytraumatisé, l'épanchement péricardique est considéré comme étant du sang jusqu'à preuve du contraire.

Pour rechercher l'épanchement péricardique, utilisez la vue sous-xiphoïdienne pour voir le cœur (revoir la Section 5.5).

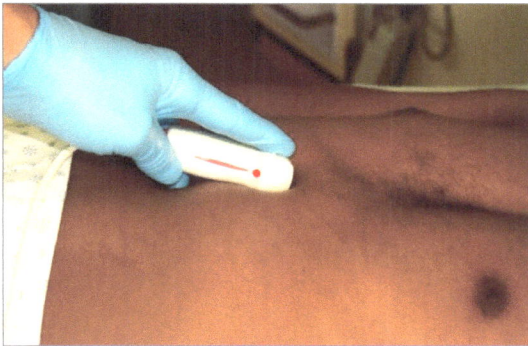

Figure 6.12 La technique de balayage pour générer une image d'un épanchement péricardique en utilisant la vue sous-xiphoïdienne.
La sonde sectorielle est utilisée en configuration cardiaque avec le marqueur d'orientation vers la gauche du patient. Lorsque la sonde abdominale est utilisée en configuration abdominale, le marqueur d'orientation pointe vers la droite du patient.

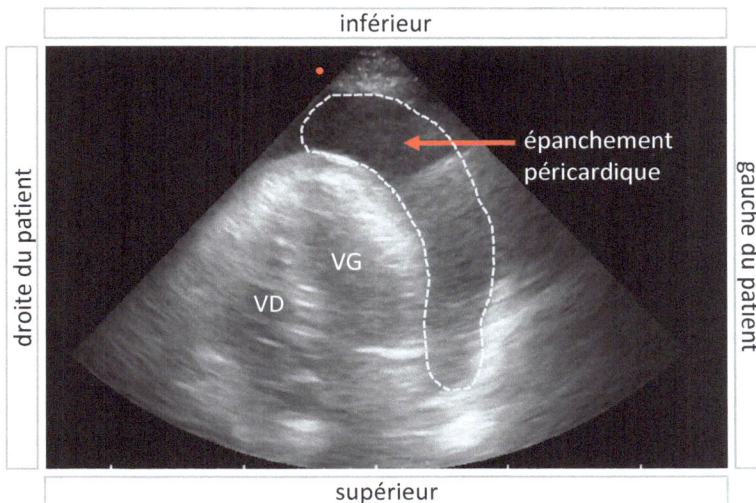

Figure 6.13 Une image d'épanchement péricardique en vue sous-xiphoïdienne.
L'épanchement péricardique se présente en une région anéchogène (noire) autour du cœur. VD : ventricule droit ; VG : ventricule gauche.

3e question : Y a-t-il un hémothorax ?

Chez le patient polytraumatisé, l'épanchement pleural est considéré comme étant un hémothorax jusqu'à preuve du contraire.

Le liquide de l'épanchement pleural s'accumule dans la portion postérieure du thorax chez le patient en décubitus dorsal. Chez un patient en décubitus dorsal ou en position semi-assise, placez la sonde sur la ligne axillaire postérieure dans le plan coronal avec le marqueur d'orientation pointant vers la tête (revoir la Section 4.7). Un épanchement pleural apparaîtra comme une image anéchogène (noire) en position céphalique par rapport au diaphragme. On peut parfois apercevoir du poumon atélectasié flottant dans le liquide. De plus, la présence du **signe de la colonne** signifie la présence d'un épanchement pleural (revoir la Section 4.7).

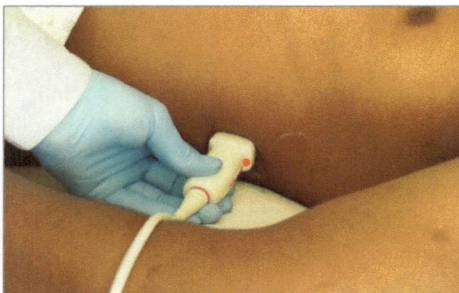

Figure 6.14 La technique de balayage pour générer une image d'un hémothorax dans la région postéro-latérale du thorax gauche avec la sonde sectorielle en configuration abdominale.

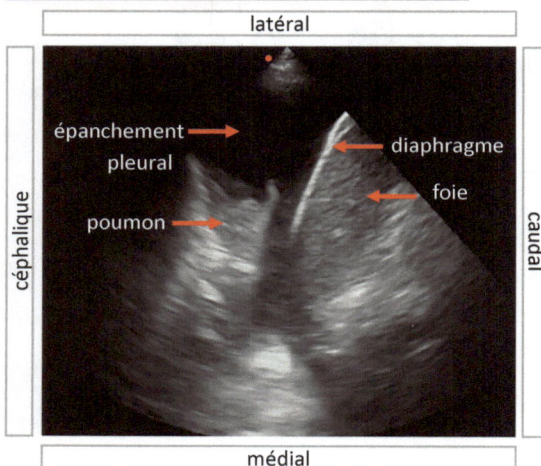

Figure 6.15 Un épanchement pleural découvert dans la région postéro-latérale du thorax gauche avec la sonde sectorielle en configuration abdominale.
L'épanchement pleural apparaît comme une région anéchogène en position céphalique par rapport au diaphragme.

4ᵉ question : Y a-t-il un pneumothorax ?

On retrouve souvent un pneumothorax chez le patient polytraumatisé. Un pneumothorax est une accumulation d'air entre les plèvres viscérale et pariétale.

Chez le patient en décubitus dorsal, l'air d'un pneumothorax s'accumule dans la portion antérieure du thorax ; le balayage doit donc être fait dans cette portion. Dans le contexte de traumatologie :

- La présence d'un glissement pleural, de lignes « B » ou d'un pouls pulmonaire au balayage de la région antérieure du thorax d'un patient en décubitus dorsal exclut un pneumothorax (Chapitre 4) ;

- L'absence de glissement pleural suggère un pneumothorax, mais d'autres pathologies pourraient l'imiter (Chapitre 4).

L'identification d'un pneumothorax à l'échographie est expliquée en détail à la Section 4.3 [5-7, 31].

6.4 La résolution de problèmes

- Si l'image générée durant l'examen eFAST n'est pas optimale, l'examen doit être déclaré non concluant. Il ne faut alors pas prendre de décision clinique sur la base d'un tel examen ;

- Si le patient ne peut tolérer un examen à la région sous-xiphoïdienne du cœur à cause d'une douleur abdominale, utilisez une des autres vues cardiaques accessibles ;

- L'examen de la cavité pelvienne à l'échographie est plus facile avec une vessie pleine ;

- Le liquide libre intra-abdominal s'insère entre les viscères. On observe donc sur l'image échographique des extrémités effilées, caractéristiques du liquide libre. Par contre, du liquide contenu dans un viscère suivra les contours de celui-ci et n'aura pas d'extrémités effilées.

6.5 Faux positifs et faux négatifs

Faux positifs : Il existe quelques structures de type anéchogène qui peuvent mimer un hémopéritoine chez le patient polytraumatisé. Elles incluent :

- Du liquide à l'intérieur d'une anse intestinale ;
- L'ascite (p. ex. : un patient cirrhotique impliqué dans un accident) ;
- Le dialysat péritonéal (p. ex. : un patient en dialyse péritonéale impliqué dans un accident) ;
- La prostate chez l'homme ;
- Le liquide physiologique pelvien chez la femme.

Faux négatifs : Il existe deux scénarios cliniques importants pour lesquels même un praticien indépendant en échographie ciblée expérimenté peut manquer un hémopéritoine :

- **Premier scénario :** Lorsqu'on examine un polytraumatisé plusieurs heures après le traumatisme. Durant les heures suivant le traumatisme, le sang de l'hémopéritoine coagule et forme un hématome. Le sang se transforme graduellement d'une image anéchogène (noire) en une image hypoéchogène (grise) et éventuellement en une image hyperéchogène (blanche) à l'échographie. L'échographiste peut ne pas reconnaître l'hémopéritoine parce que le sang n'est plus anéchogène sur l'image ;

- **Deuxième scénario :** Le polytraumatisé qui a déjà eu de multiples chirurgies abdominales. Ces chirurgies peuvent causer des adhérences intra-abdominales créant des pochettes. Le sang peut ne pas s'accumuler dans les espaces usuels (quadrant supérieur droit et gauche et la cavité pelvienne).

6.6 Standard de documentation de la SCÉC

La Société canadienne d'échographie ciblée (SCÉC) recommande qu'un examen d'échographie ciblée soit documenté au dossier de la façon suivante :

- **Liquide libre (LL) intra-péritonéal :**

  o   Étude négative :   LL –

  o   Étude positive :   LL +

  o   Étude non concluante : LL NC

Conclusion du cas :

La femme âgée de 25 ans polytraumatisée présente du liquide libre dans l'espace de Morison et dans l'espace spléno-rénal à l'échographie ciblée. Vous soupçonnez un hémopéritoine traumatique. Vous administrez une bonne quantité de liquide intravasculaire et vous consultez un chirurgien-traumatologue.

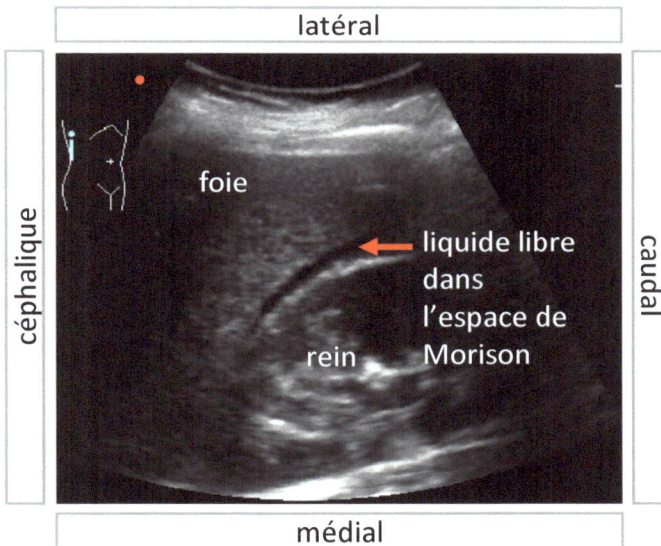

Figure 6.16 Liquide libre dans l'espace de Morison.

7. ANÉVRISME DE L'AORTE ABDOMINALE (AAA)

Présentation de cas :

Un homme âgé de 70 ans se présente à la clinique. Il se plaint de douleurs abdominales irradiant au dos. Sa seule médication comprend un inhibiteur de l'ECA pour son hypertension. Sa tension artérielle est mesurée à 90/40 mm Hg et sa fréquence cardiaque à 100/min. Son état clinique vous inquiète. L'examen physique des structures profondes de l'abdomen est peu concluant principalement dû à son obésité.

Impression :

Douleur abdominale d'étiologie imprécise, un anévrisme de l'aorte abdominale doit être recherché.

Un **anévrisme de l'aorte abdominale (AAA)** est une dilatation délimitée de l'aorte abdominale. Ce chapitre introduit l'utilisation de l'échographie ciblée pour la visualisation de l'aorte abdominale et la reconnaissance de l'AAA.

7.1 Le choix de la sonde

Pour visualiser l'aorte abdominale, utilisez une sonde abdominale à basse fréquence ou la sonde sectorielle en configuration abdominale. Les sondes à basse fréquence fournissent la pénétration en profondeur nécessaire pour visualiser les structures profondes telles que l'aorte abdominale.

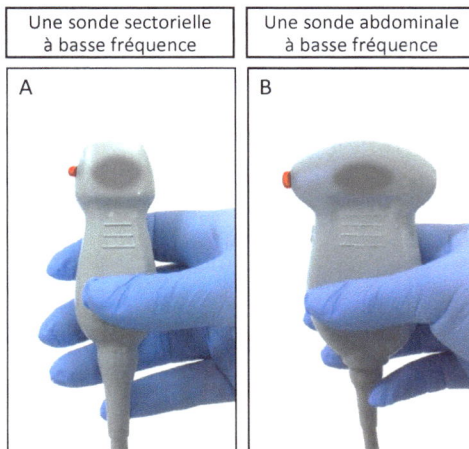

Figure 7.1 Les sondes à basse fréquence pouvant être utilisées pour évaluer la présence d'un anévrisme de l'aorte abdominale (AAA).
A. Une sonde sectorielle à basse fréquence.
B. Une sonde abdominale à basse fréquence.
Le point rouge indique le marqueur d'orientation.

7.2 Le positionnement du patient et la technique de balayage

Le patient est évalué en décubitus dorsal, avec les jambes légèrement fléchies, et ce, afin de décontracter la musculature abdominale. Débutez dans la région épigastrique tout près de l'apophyse xiphoïde, avec la sonde tenue dans le plan transversal avec le marqueur d'orientation pointant vers le côté droit du patient. Identifiez d'abord l'aorte, puis balayez dans le plan transversal en glissant la sonde vers sa portion distale, soit jusqu'à la bifurcation des artères iliaques [32, 33].

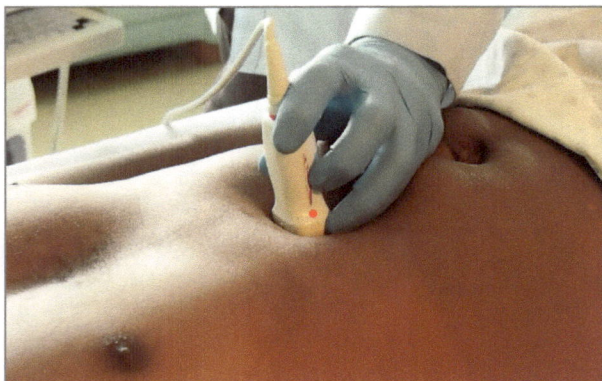

Vidéo 7.1 La technique de balayage pour la visualisation de l'aorte abdominale dans le plan transversal.
Vidéo : echociblee1.com

Le **corps vertébral** (**CV**) est le repère anatomique à identifier sur l'image échographique. La portion antérieure du CV apparaît comme une structure hyperéchogène (blanche). Le cortex osseux antérieur du CV empêche les ultrasons de le traverser et crée une ombre acoustique derrière lui. L'aorte abdominale apparaît comme une structure ronde anéchogène (noire) adjacente à la portion antérieure droite du corps vertébral sur l'image échographique.

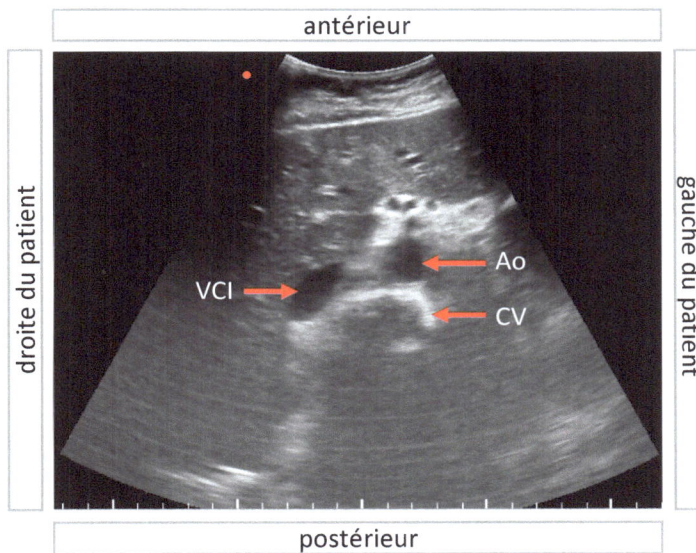

Figure 7.2 L'aorte abdominale dans le plan transversal.
L'aorte (Ao) est en position antérieure droite par rapport au corps vertébral (CV) sur l'image échographique. La veine cave inférieure (VCI) est en position antérieure, mais à gauche par rapport au corps vertébral.

Tableau 7.1 Les caractéristiques utiles pour différencier l'aorte abdominale de la veine cave inférieure (VCI) sur l'image échographique

Caractéristiques	Aorte abdominale	VCI
Forme	Ronde	Goutte d'eau
Paroi	Épaisse	Mince
Variabilité respiratoire du diamètre	Aucune	Présente
Position par rapport au corps vertébral	Habituellement antérieure droite	Antérieure gauche
Compressibilité	Aucune	Compressible

Un balayage de qualité de l'aorte dans le plan transversal est suffisant pour la reconnaissance de l'AAA. La visualisation l'aorte dans le plan sagittal est optionnelle. Pour le faire, identifiez d'abord l'aorte dans le plan transversal, puis tournez la sonde de 90 degrés dans le sens des aiguilles d'une montre pour la visualiser dans le plan sagittal. Sur l'écran, la portion céphalique de l'aorte sera à gauche et la portion caudale à droite.

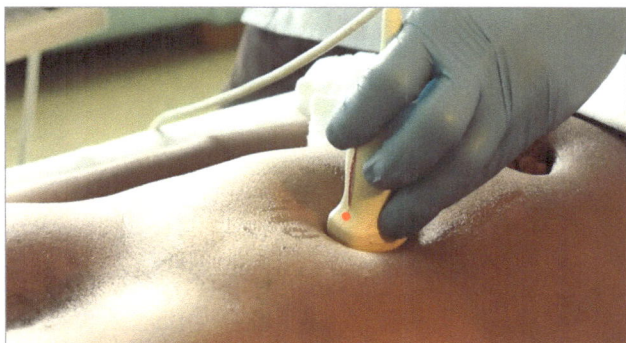

Vidéo 7.2 La technique de balayage pour visualiser l'aorte abdominale dans le plan sagittal avec la sonde sectorielle en configuration abdominale.
Vidéo : echociblee1.com

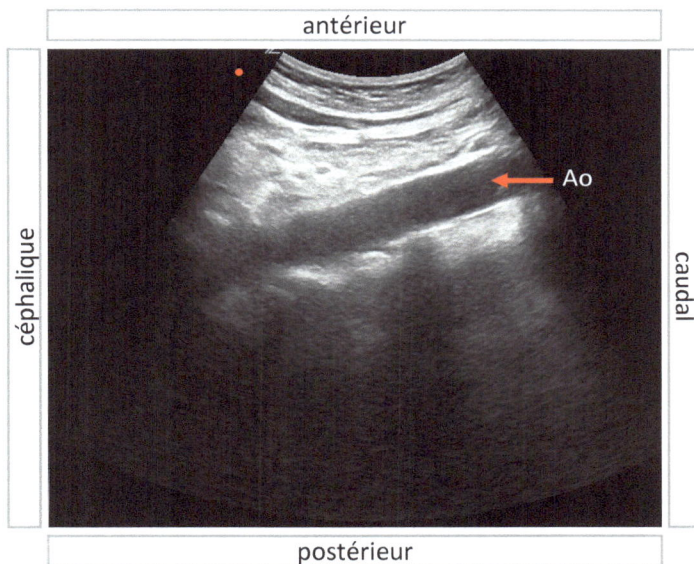

Figure 7.3 L'aorte abdominale dans le plan sagittal.
Ao : aorte.

7.3 Identifier l'AAA avec l'échographie ciblée

La précision de l'échographie ciblée pour le diagnostic de l'AAA est prouvée [34]. Toutefois, l'échographie ne permet pas d'identifier la présence d'un saignement rétropéritonéal associé à la rupture d'un AAA [35]. L'objectif de l'échographie ciblée est donc d'identifier la présence ou l'absence d'un AAA et non pas sa rupture. La rupture sera déterminée par une autre modalité d'imagerie (p. ex. : tomodensitométrie).

La signification clinique : l'AAA

On définit l'AAA lorsque le diamètre de l'aorte excède 3 cm. Le diamètre de l'aorte doit être mesuré de l'extérieur de la paroi de chaque côté, à l'endroit du plus grand diamètre que vous observez lors de votre balayage. Prenez votre mesure dans l'orientation du plus grand diamètre. L'orientation de la mesure pourrait être antéro-postérieur ou latéral-latéral ou même oblique.

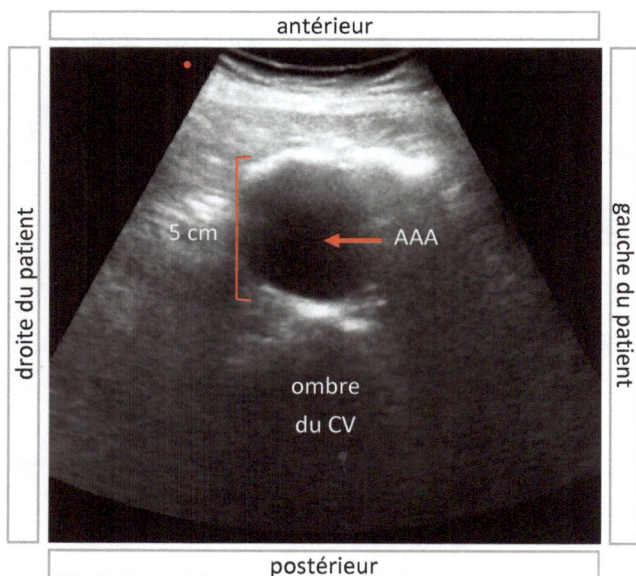

Figure 7.4 Un anévrisme de l'aorte abdominale (AAA) dans le plan transversal.
Le diamètre de l'aorte excède 3 cm mesuré de l'extérieur d'une paroi à l'extérieur de l'autre paroi. CV : corps vertébral.

Un caillot intraluminal dans l'AAA peut simuler un diamètre aortique normal. Pour prendre la bonne mesure, il faut bien distinguer le contour du caillot et celui de la paroi.

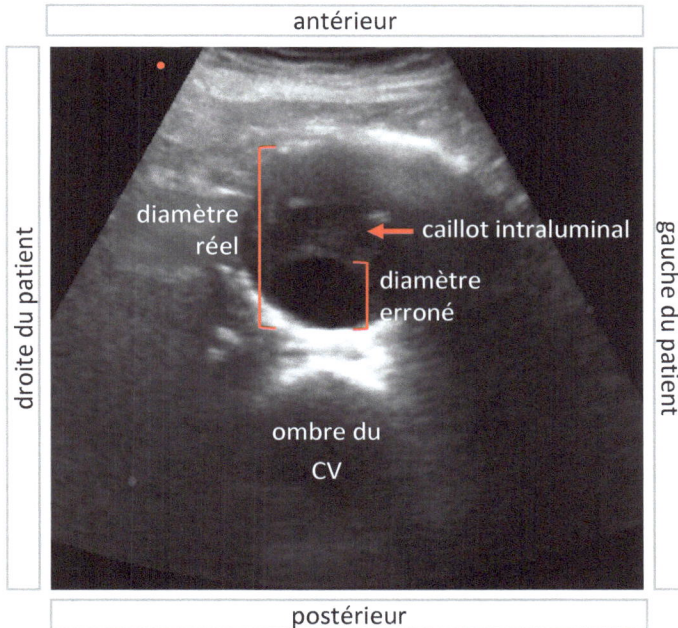

Figure 7.5 Un anévrisme de l'aorte abdominale (AAA) avec un caillot intraluminal.
Le vrai diamètre de l'AAA est 7 cm. CV : corps vertébral.

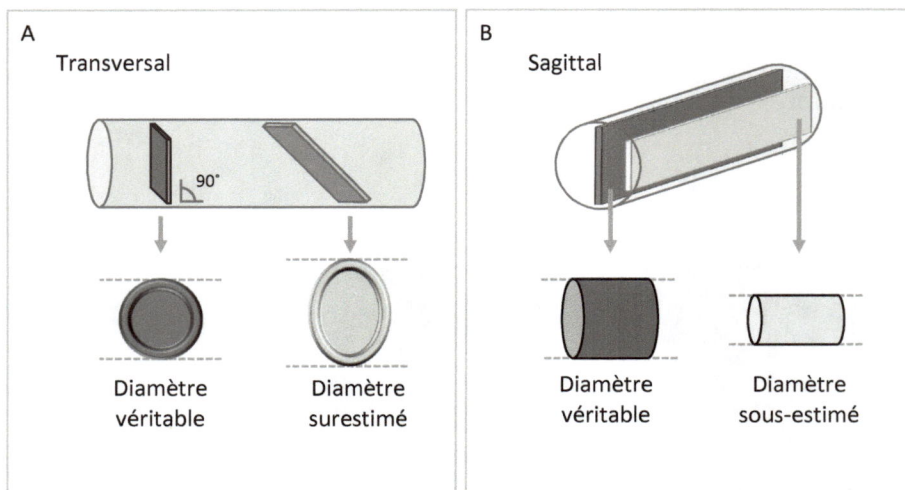

Figure 7.6 L'évaluation du diamètre véritable de l'aorte dans le plan transversal et dans le plan sagittal.
A. L'évaluation du diamètre véritable de l'aorte dans le plan transversal doit être effectuée lorsque le faisceau échographique traverse l'aorte perpendiculairement.
B. L'évaluation du diamètre véritable de l'aorte dans le plan sagittal doit être effectuée lorsque le faisceau échographique traverse l'aorte au centre du vaisseau.

7.4 La résolution de problèmes

- Les gaz intestinaux empêchent parfois de bien voir l'aorte. Pour éviter que les gaz intestinaux n'interfèrent dans la qualité de l'image, exercez une pression soutenue de la sonde sur l'abdomen durant 30 secondes. Le péristaltisme peut alors écarter les gaz intestinaux. Autre option : demandez au patient d'inspirer profondément ;

- Chez le patient obèse, l'aorte abdominale peut être difficile à visualiser. Dans ce cas, tentez :

   o d'ajuster la profondeur au maximum ;

   o de placer le patient en décubitus latéral droit ou gauche. La peau et le tissu adipeux s'écarteront pour permettre une meilleure visualisation de l'aorte ;

   o d'effectuer le balayage à gauche de la ligne médiane et anguler le faisceau de la sonde vers l'aorte ;

   o de diminuer la fréquence de la sonde pour augmenter la pénétration du faisceau des ultrasons.

- L'air dans l'ombilic peut créer de l'ombrage acoustique empêchant de voir l'aorte et sa bifurcation. Pour permettre une meilleure visualisation, remplissez l'ombilic de gel ou glissez la sonde à gauche de l'ombilic.

7.5 Faux positifs et faux négatifs

Faux positifs :

- **Surestimation du diamètre de l'aorte :** Le diamètre de l'aorte peut être surestimé dans le plan transversal et donc suggérer un AAA si le faisceau de la sonde n'est pas perpendiculaire à l'aorte (voir figure 7.6) ;

- **Lymphadénopathie :** un patient avec une lymphadénopathie peut avoir de gros ganglions para-aortiques arrondis hypoéchogènes qui pourraient mimer un AAA.

7.6 Standard de documentation de la SCÉC

La Société canadienne d'échographie ciblée (SCÉC) recommande qu'un examen d'échographie ciblée soit documenté au dossier de la façon suivante :

- **Anévrisme de l'aorte abdominale (AAA) :**
    - o Étude négative :   Aorte < 3 cm
    - o Étude positive :   Aorte ___cm
    - o Étude non concluante : Aorte NC

Conclusion du cas :

L'examen échographique de l'aorte de l'homme âgé de 70 ans démontre la présence d'un AAA de 5 cm. L'AAA a été visualisé en plaçant le patient en décubitus latéral droit. Vous consultez immédiatement un chirurgien vasculaire.

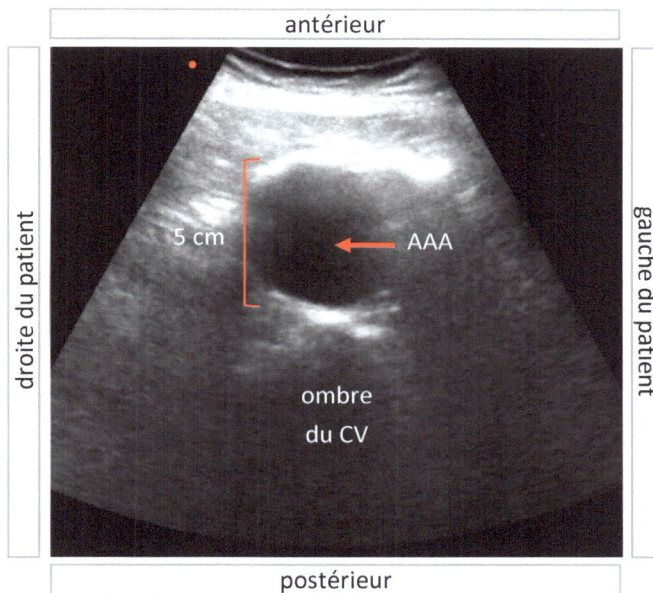

Figure 7.7 Un anévrisme de l'aorte abdominale (AAA) dans le plan transversal.
CV : corps vertébral.

8. CHOLÉCYSTITE

Présentation de cas :

Un homme obèse âgé de 60 ans, sans antécédent notable, se présente à la clinique. Il se plaint de douleurs abdominales postprandiales. L'examen physique démontre des signes vitaux normaux à l'exception d'une température mesurée à 38,5 °C. Une douleur est déclenchée à la palpation de l'abdomen à l'hypocondre droit.

Impression :

Douleur abdominale d'étiologie imprécise, une cholécystite doit être recherchée.

La **cholécystite** est une inflammation de la vésicule biliaire, souvent causée par une obstruction du canal cystique par des calculs biliaires. Ce chapitre introduit l'utilisation de l'échographie ciblée pour la visualisation de la vésicule biliaire et la reconnaissance de la cholécystite.

8.1 Le choix de la sonde

Pour visualiser la vésicule biliaire, utilisez une sonde abdominale à basse fréquence ou la sonde sectorielle en configuration abdominale. Les sondes à basse fréquence fournissent la pénétration en profondeur nécessaire pour visualiser des structures profondes telles que la vésicule biliaire.

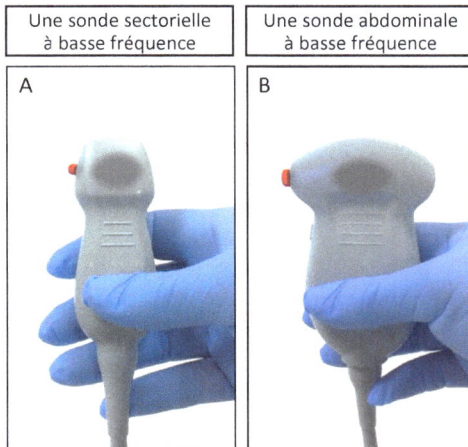

Figure 8.1 Les sondes à basse fréquence pouvant être utilisées pour évaluer la présence d'une cholécystite.
A. Une sonde sectorielle à basse fréquence.
B. Une sonde abdominale à basse fréquence.
Le point rouge indique le marqueur d'orientation.

8.2 Le positionnement du patient et la technique de balayage

Il existe quatre techniques de base pour évaluer la vésicule biliaire chez le patient en décubitus dorsal :

1re technique : le glissement sous-costal ;

2e technique :   le décubitus latéral gauche ;

3e technique :   l'approche X-7;

4e technique :   l'approche postéro-latérale.

1re technique : le glissement sous-costal

Le patient est évalué en décubitus dorsal avec les jambes légèrement fléchies afin de décontracter la musculature abdominale. La sonde est tenue dans le plan sagittal, le marqueur d'orientation pointant vers la tête du patient. Débutez dans la région épigastrique en sous-costal. Glissez la sonde sous le rebord costal droit vers l'extérieur.

En général, la vésicule biliaire apparaîtra sous le rebord costal autour de la ligne mi-claviculaire. Étant donné que la vésicule est habituellement sous les côtes, la sonde doit être angulée légèrement pour orienter le faisceau vers la région céphalique.

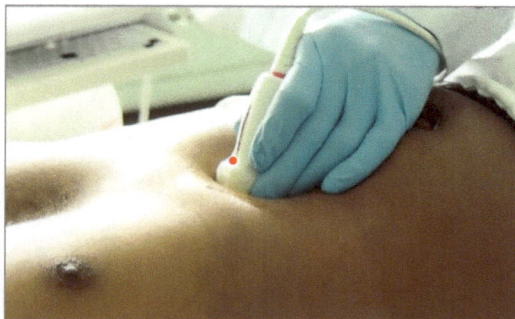

Vidéo 8.1 1re technique : le glissement sous-costal pour visualiser la vésicule biliaire.
La vésicule biliaire apparaît généralement autour de la ligne mi-claviculaire. Vidéo : echociblee1.com

2e technique : le décubitus latéral gauche

Demandez au patient de se coucher sur leur côté gauche (décubitus latéral gauche). Répétez votre glissement sous-costal. Cette manœuvre peut faciliter la visualisation de la vésicule biliaire en la déplaçant et en écartant les intestins.

3e technique : l'approche X-7

Le « X » désigne l'apophyse xiphoïde. La sonde est placée à 7 cm de l'apophyse vers la droite du patient. La sonde est tenue dans le plan transversal avec le marqueur d'orientation pointant vers la droite du patient entre deux côtes. Ajustez l'orientation de la sonde afin que le faisceau pénètre l'espace intercostal et évite les côtes. La vésicule biliaire se situe souvent à cet endroit.

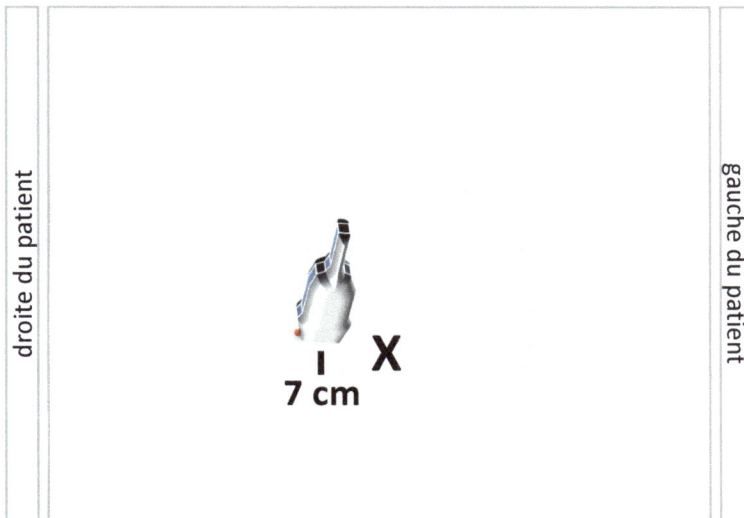

Figure 8.2 3e technique : l'approche X-7 pour visualiser la vésicule biliaire.
La sonde est placée à 7 cm en latéral droit de l'apophyse xiphoïde (**X**).

4ᵉ technique : l'approche postéro-latérale

La sonde est placée sur la portion postéro-latérale du thorax droit avec le marqueur d'orientation pointant vers la tête. Une fois l'espace de Morison identifié (l'espace virtuel entre le foie et le pôle supérieur du rein droit ; voir section 6.3), glissez la sonde vers la région antérieure jusqu'à ce que la vésicule biliaire apparaisse.

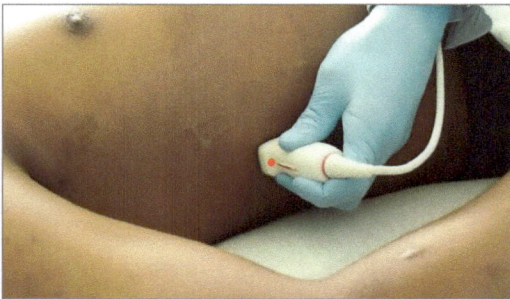

Vidéo 8.2 4ᵉ technique : l'approche postéro-latérale pour visualiser la vésicule biliaire.
Vidéo : echociblee1.com

8.3 L'aspect échographique de la vésicule biliaire

La vésicule biliaire normale apparaît comme une structure anéchogène (noire) entourée d'une paroi mince hyperéchogène (blanche). La vésicule est en contact avec le foie d'apparence hypoéchogène (grise). Dépendant de la position de la vésicule, elle pourra être aperçue dans son axe court ou longitudinal. Le **signe du point d'exclamation** est un bon truc pour identifier la vésicule biliaire dans son axe longitudinal. Le point d'exclamation est formé par la vésicule dans son axe longitudinal en forme de poire et la veine porte droite dans son axe transversal.

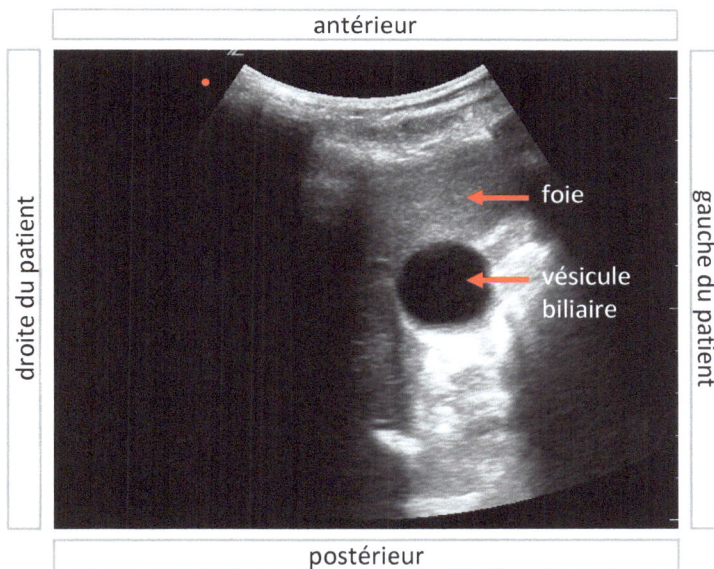

Figure 8.3 Image de la vésicule biliaire dans son axe court.

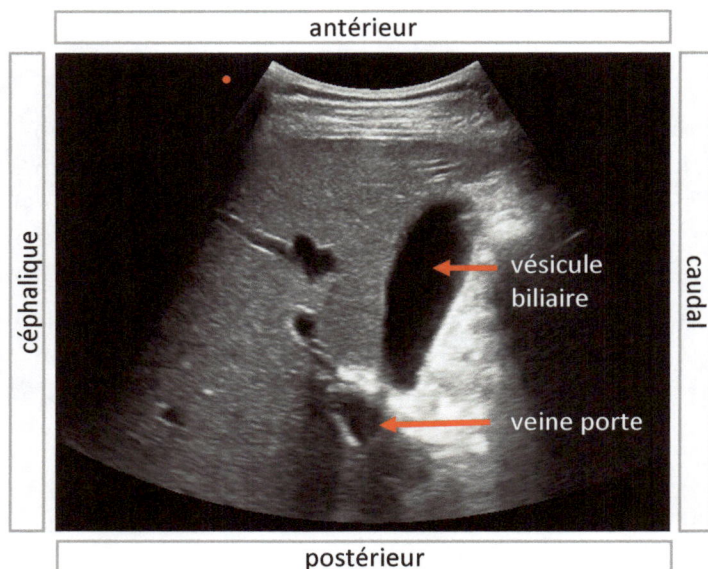

Figure 8.4 Le signe du point d'exclamation : image de la vésicule biliaire dans son axe longitudinal.
Le signe du point d'exclamation est formé de la vésicule biliaire dans son axe longitudinal et la veine porte droite dans son axe transversal.

Il est important de balayer la vésicule biliaire en entier dans ses **deux axes**. Identifiez d'abord la vésicule sur son axe longitudinal et balayez-la en entier d'une paroi à l'autre. Tournez ensuite la sonde de 90 degrés dans le sens antihoraire pour visualiser la vésicule dans son axe court. Balayer la vésicule en entier du fond vésical, jusqu'à son col.

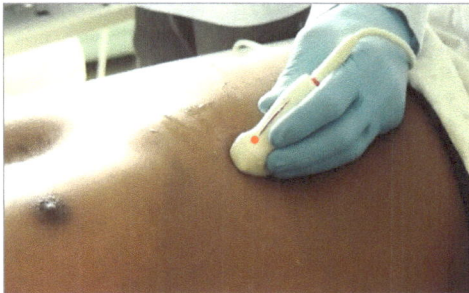

Vidéo 8.3 La technique de balayage pour visualiser la vésicule biliaire dans ses axes longitudinal et court en utilisant une sonde sectorielle en configuration abdominale.
Vidéo : echociblee1.com

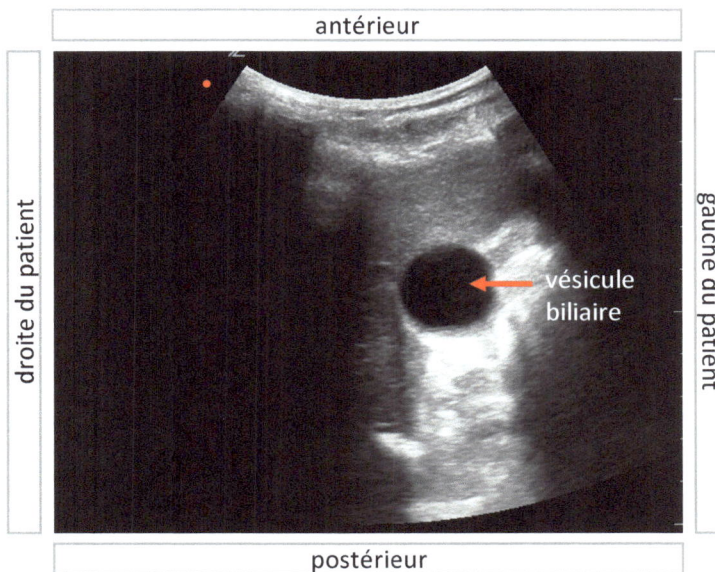

Vidéo 8.4 La visualisation de la vésicule biliaire dans son axe court du fond vésical, jusqu'à son col.
Vidéo : echociblee1.com

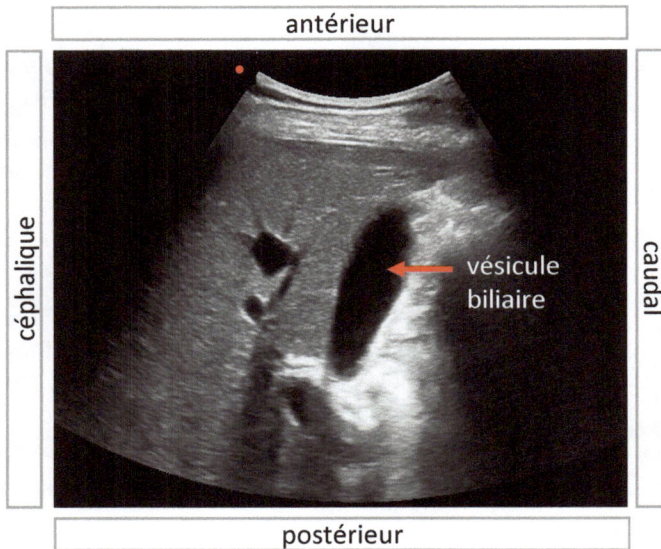

Vidéo 8.5 La visualisation de la vésicule biliaire dans son axe longitudinal d'une paroi à l'autre.
Vidéo : echociblee1.com

La signification clinique : la cholécystite

La cholécystite est souvent causée par l'obstruction du canal cystique par un calcul biliaire. Les cinq signes échographiques importants à rechercher pour le diagnostic de cholécystite sont :

1er signe :   les calculs biliaires ;

2e signe :   le signe échographique de Murphy ;

3e signe :   l'épaississement de la paroi antérieure de la vésicule biliaire ;

4e signe :   le liquide périvésiculaire ;

5e signe :   la distension vésiculaire.

1er signe : les calculs biliaires

Les calculs à l'intérieur de la vésicule biliaire se nomment soit **cholélithiase** ou **calcul biliaire.** Les calculs apparaissent comme une structure hyperéchogène (blanche) et occasionnent une ombre dans le champ éloigné sur l'image échographique. D'autres structures à l'intérieur de la vésicule telles qu'un polype vésical, une tumeur ou de la boue biliaire ne provoquent pas d'ombre à l'échographie. Ainsi, la présence d'une ombre permet de bien différencier les calculs de ces autres structures.

Voici deux faux positifs pour l'ombre de calcul biliaire : l'artéfact de réfraction et les gaz intestinaux (voir Section 8.6). La vésicule biliaire peut créer un artéfact de réfraction qui peut imiter l'ombre acoustique d'un calcul biliaire (voir Section 3.6). L'ombrage acoustique créé par les gaz intestinaux est habituellement diffus et hypoéchogène (gris). On le nomme « ombre sale ». Par contre, l'ombre acoustique d'un calcul biliaire est bien délimitée et anéchogène (noir) et surnommée « ombre propre ».

Les petits calculs biliaires de moins de 4 mm peuvent être des faux négatifs en ne créant pas d'ombre acoustique. On peut remédier à cette situation en augmentant la fréquence des ultrasons, ce qui pourrait faire apparaître l'ombre acoustique.

La plupart des calculs sont mobiles et la gravité les amène à la portion la plus déclive de la vésicule. On utilise cette caractéristique pour identifier un calcul. Si le patient change de position, le calcul se déplacera vers la nouvelle portion la plus déclive de la vésicule. Il y a trois exceptions :

1. Les calculs composés de cholestérol flottent dans la bile et ils ne se déplaceront donc pas vers la portion déclive ;
2. Les calculs prisonniers dans le col de la vésicule biliaire ne bougeront pas de cet emplacement ;
3. Le signe **WES** (en anglais : **W**all : paroi ; **E**chogenic stones : calculs échogènes ; **S**hadow : ombre) se produit lorsque la vésicule biliaire est complètement remplie de calculs biliaires. Le signe WES est défini sur l'image échographique par une paroi de la vésicule en champ rapproché, des calculs hyperéchogènes qui remplissent la vésicule et une ombre acoustique dans le champ éloigné.

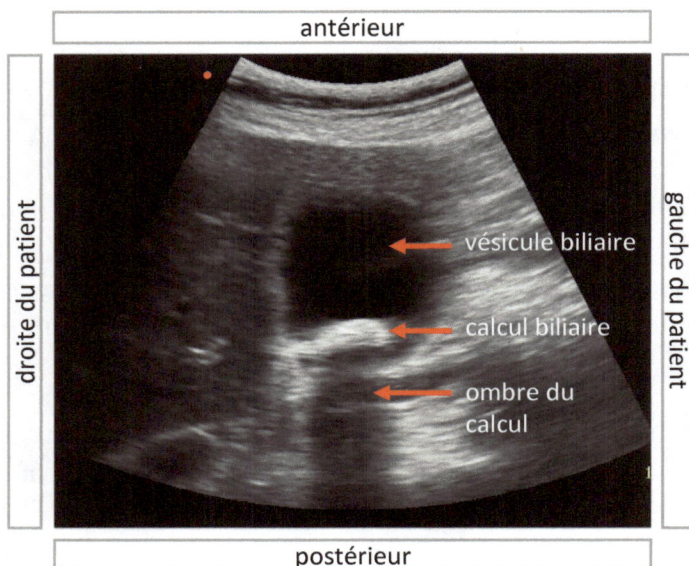

Figure 8.5 La vésicule biliaire dans son axe court avec un calcul biliaire.
Les calculs biliaires apparaissent hyperéchogènes (blancs) à l'intérieur de la paroi vésiculaire. Ils provoquent une ombre acoustique (noire) dans le champ éloigné sur l'image échographique.

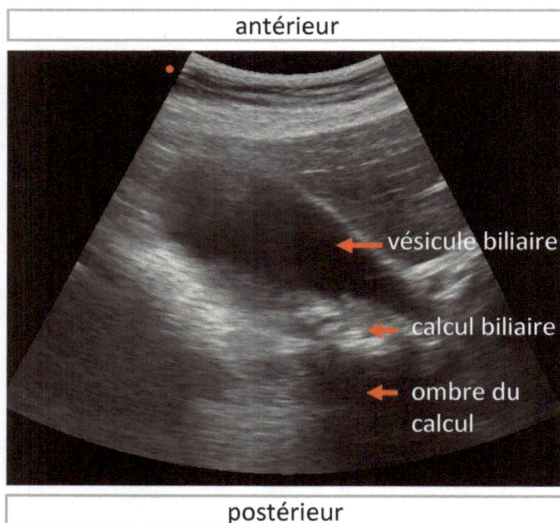

Figure 8.6 La vésicule biliaire dans son axe longitudinal avec un calcul biliaire au niveau du col vésiculaire.
Les calculs biliaires provoquent une ombre acoustique.

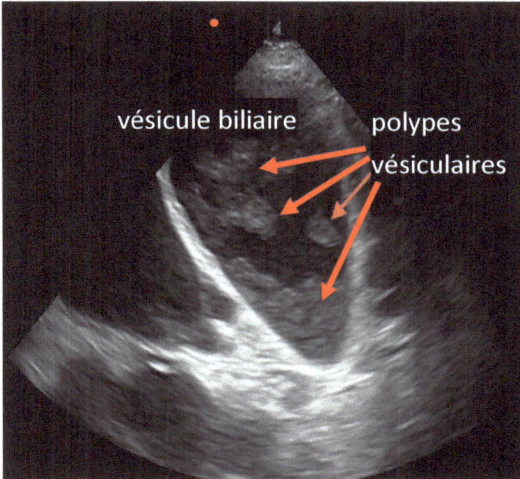

Figure 8.7 La vésicule biliaire dans son axe longitudinal avec des polypes vésiculaires.
Les polypes vésiculaires ne provoquent pas d'ombre acoustique.

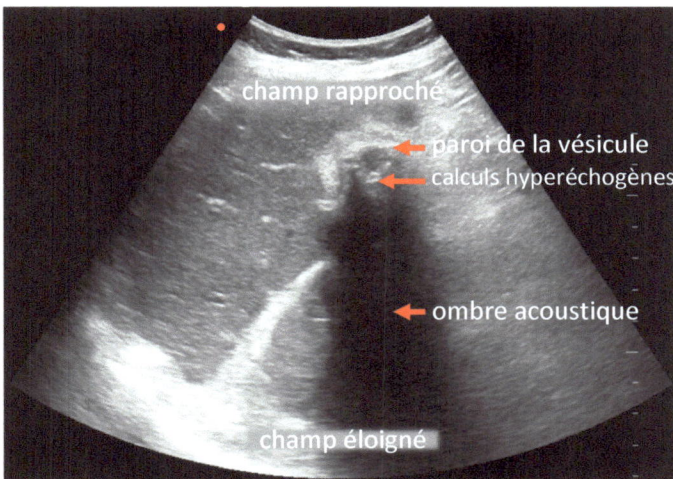

Figure 8.8 Le signe WES.
On aperçoit la paroi de la vésicule remplie de calculs hyperéchogènes et l'ombre acoustique dans le champ éloigné.

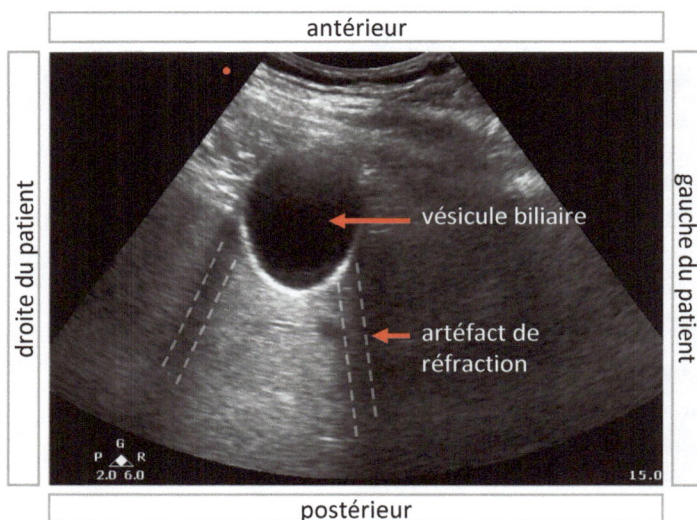

Figure 8.9 L'artéfact de réfraction peut représenter un faux positif d'ombre acoustique d'un calcul vésiculaire.
L'artéfact de réfraction créé par la vésicule peut imiter l'ombre acoustique d'un calcul biliaire.

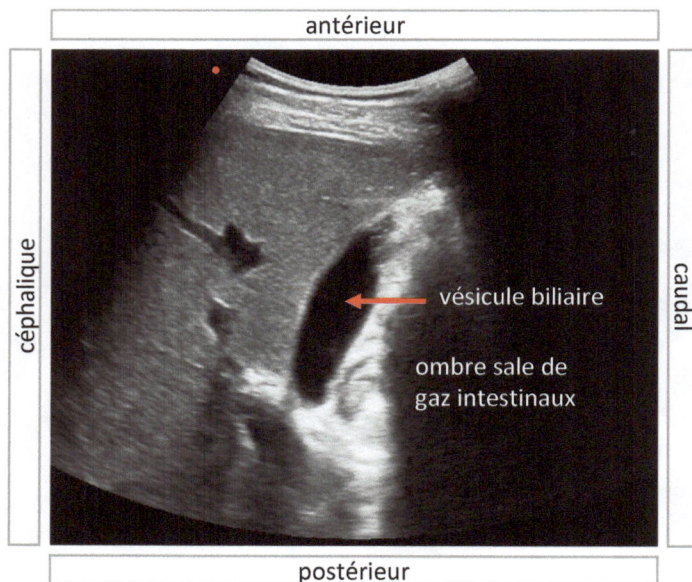

Figure 8.10 Les gaz intestinaux peuvent représenter un faux positif d'ombre acoustique d'un calcul vésiculaire.
Les gaz intestinaux provoquent une ombre sale qui peut imiter l'ombre acoustique d'un calcul biliaire. Remarquez que l'ombre est habituellement diffuse et hypoéchogène (grise).

2ᵉ signe : le signe échographique de Murphy

Pour rechercher le signe échographique de Murphy, utilisez l'approche sous-costale. La sonde est placée sous les côtes, vis-à-vis de la vésicule biliaire. Alors que le patient inspire, la vésicule biliaire vient buter sur la tête de la sonde. Le signe échographique de Murphy est positif lorsque le patient bloque sa respiration à cause de la douleur (arrêt inspiratoire).

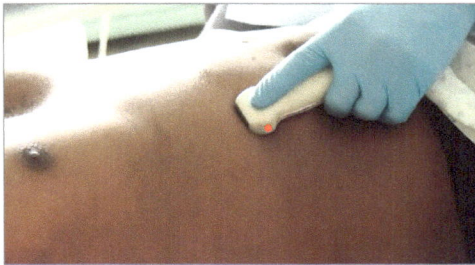

Vidéo 8.6 La technique pour rechercher le signe échographique de Murphy avec une sonde sectorielle en configuration abdominale.
Dans cette vidéo, le signe échographique de Murphy est positif.
Vidéo : echociblee1.com

3ᵉ signe : l'épaississement de la paroi antérieure de la vésicule biliaire

La paroi antérieure (champ rapproché) de la vésicule biliaire est habituellement mesurée dans l'axe transversal. Dans une vésicule biliaire normale, l'épaisseur de la paroi antérieure est inférieure à 3 mm.

La paroi postérieure (champ éloigné) de la vésicule biliaire apparaîtra épaissie à cause de l'artéfact de rehaussement. Elle n'est donc pas utilisée pour diagnostiquer la cholécystite.

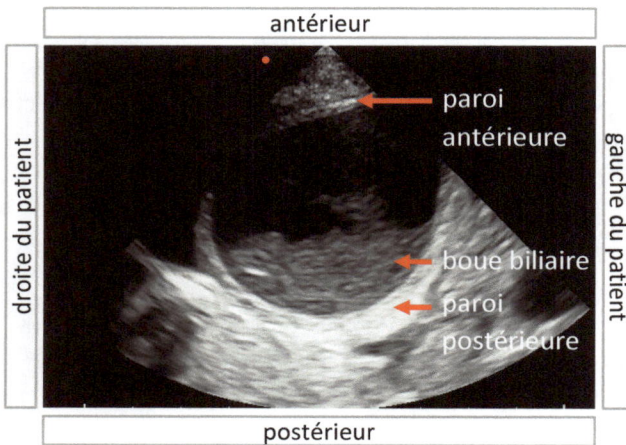

Figure 8.11 Les parois antérieure et postérieure de la vésicule biliaire.
Remarquez que la boue biliaire à l'intérieur de la vésicule biliaire ne provoque pas d'ombre acoustique.

On peut trouver un épaississement de la paroi antérieure de la vésicule biliaire de plus de 3 mm dans la cholécystite. Il faut faire attention, car l'épaississement peut aussi être associé à d'autres conditions [36, 37] :

- hypoprotéinémie ;
- cirrhose ;
- insuffisance cardiaque congestive ;
- hépatite ;
- insuffisance rénale ;
- ascite ;
- état postprandial.

4e signe : le liquide périvésiculaire

Le liquide entourant la vésicule biliaire s'appelle périvésiculaire. Le liquide périvésiculaire n'est pas un signe sensible pour diagnostiquer la cholécystite, car il n'est pas fréquent. Par contre, c'est un signe assez spécifique. Il faut faire attention, car on peut voir du liquide périvésiculaire chez le patient qui a de l'ascite sans cholécystite.

5e signe : la distension vésiculaire

Les dimensions normales de la vésicule biliaire ne devraient pas dépasser 10 cm en longitudinal et 4 cm en axe court. La cholécystite peut occasionner une augmentation de ces dimensions.

Sommaire de la signification clinique : la cholécystite

Chez un patient présentant une douleur à l'hypocondre droit pour lequel une cholécystite est soupçonnée, il est important de prendre en compte les considérations suivantes :

- La présence d'un signe échographique de Murphy positif a une valeur prédictive positive de 43 – 72 % en faveur d'une cholécystite [38, 39] ;

- La combinaison d'un signe échographique de Murphy positif et de cholélithiases a une valeur prédictive positive de 92 % en faveur d'une cholécystite [40] ;

- La combinaison d'une cholélithiase et d'un épaississement de la paroi antérieure de la vésicule de plus de 3 mm a une valeur prédictive positive de 95 % en faveur d'une cholécystite [40].

8.4 La résolution de problèmes

- Dans la 1re technique, la vésicule biliaire se trouve généralement à la ligne mi-claviculaire. Elle peut aussi se retrouver n'importe où entre l'épigastre et la ligne mi-axillaire ;

- Demander au patient de maintenir une inspiration profonde peut aider à visualiser la vésicule dans les cas plus complexes ;

- Considérant que la vésicule se contracte après un repas, elle est plus facile à visualiser lorsque le patient est à jeun ;

- L'ombre causée par de l'air dans le duodénum peut mimer l'ombre d'un calcul biliaire ;

- Examinez votre patient avant le balayage. Une cicatrice à l'hypocondre droite peut indiquer un antécédent de cholécystectomie (ablation de la vésicule biliaire) ;

- Un vaisseau peut mimer une image anéchogène semblable à la vésicule biliaire. Utilisez le Doppler couleur pour les distinguer : le vaisseau produira un flux sanguin, tandis que la vésicule biliaire n'en produira pas.

8.5 Faux positifs et faux négatifs

Faux positifs : (pour l'ombre acoustique)

- **L'artéfact de réfraction :** l'artéfact de réfraction créé par la vésicule biliaire peut mimer l'ombre acoustique d'un calcul biliaire ;

- **Les gaz intestinaux :** les gaz intestinaux peuvent mimer l'ombre acoustique d'un calcul biliaire. L'ombrage acoustique créé par les gaz intestinaux est habituellement diffus et hypoéchogène (gris). On le nomme « ombre sale ». Par contre, l'ombre acoustique d'un calcul biliaire est bien délimitée et anéchogène (noir) et surnommée « ombre propre ».

Faux négatifs : (pour l'ombre acoustique)

- Les petits calculs biliaires de moins de 4 mm peuvent être des faux négatifs en ne créant pas d'ombre acoustique. On peut remédier à cette situation en augmentant la fréquence des ultrasons, ce qui pourrait faire apparaître l'ombre acoustique.

8.6 Standard de documentation de la SCÉC

La Société canadienne d'échographie ciblée (SCÉC) recommande qu'un examen d'échographie ciblée soit documenté au dossier de la façon suivante :

- **Calculs biliaires (CB) :**
  - Étude négative : CB −
  - Étude positive : CB +
  - Étude non concluante : CB NC

Conclusion du cas :

On découvre chez l'homme obèse âgé de 60 ans se plaignant de douleurs abdominales postprandiales, la présence d'un signe échographique de Murphy positif et des cholélithiases à l'échographie ciblée. La cholécystite est probable. Vous consultez un chirurgien pour le suivi des soins.

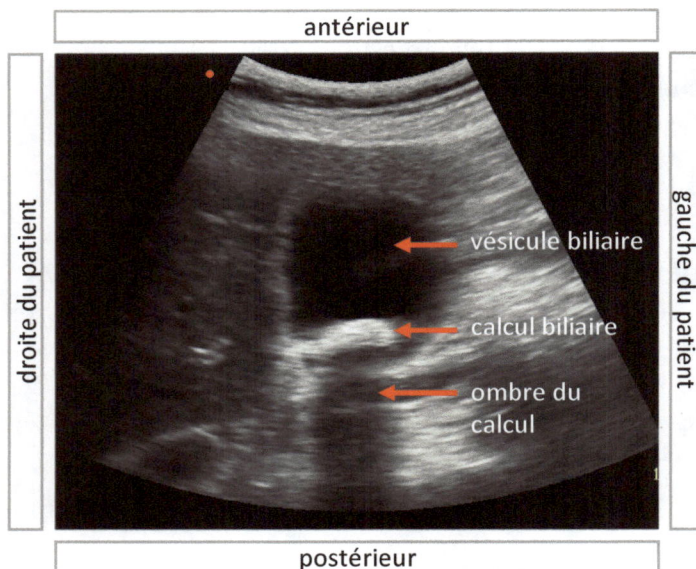

Figure 8.12 La vésicule biliaire dans son axe court avec un calcul biliaire et son ombre acoustique.

9. Uropathie obstructive

Présentation de cas :

Un homme âgé de 80 ans se présente à la clinique. Il se plaint d'une détérioration de son état général et de dyspnée. Il a remarqué qu'il urine moins depuis plusieurs semaines. L'examen physique démontre de l'œdème à godet aux deux jambes et un gonflement sus-pubien. Le taux de créatinine sérique qui était normal il y a six mois est maintenant élevé à 365 mcmol/l.

Impression :

Insuffisance rénale aiguë, une cause obstructive doit être recherchée.

L'obstruction des voies urinaires est une des causes de **lésion rénale**. On la nomme **uropathie obstructive** et elle peut être identifiée par l'échographie ciblée [41]. Ce chapitre introduit l'utilisation de l'échographie ciblée pour la visualisation des reins et de la vessie et la reconnaissance de l'uropathie obstructive. L'échographie ciblée peut nous aider à distinguer si la lésion rénale est aiguë ou chronique.

9.1 Le choix de la sonde

Pour visualiser les reins et la vessie, utilisez une sonde abdominale à basse fréquence ou la sonde sectorielle en configuration abdominale. Les sondes à basse fréquence fournissent la pénétration en profondeur nécessaire pour visualiser des structures profondes telles que les reins et la vessie.

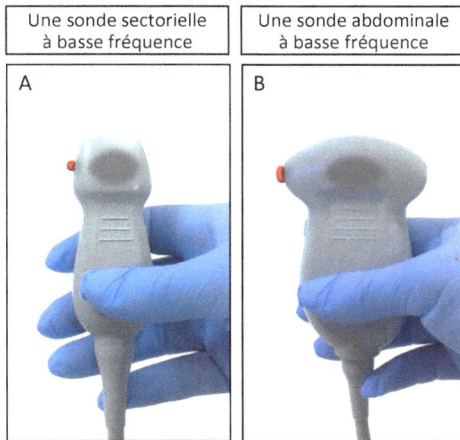

Figure 9.1 Les sondes à basse fréquence pouvant être utilisées pour évaluer l'uropathie obstructive.
A. Une sonde sectorielle à basse fréquence.
B. Une sonde abdominale à basse fréquence.
Le point rouge indique le marqueur d'orientation.

9.2 Le positionnement du patient et la technique de balayage

La visualisation du rein dans le plan coronal

Le patient peut être évalué en décubitus dorsal. Comme le rein est positionné en postérieur, on peut aussi évaluer le rein en demandant au patient de se tourner partiellement sur le côté opposé. Recherchez le rein avec la sonde près de la ligne axillaire postérieure vis-à-vis de l'apophyse xiphoïde. Le marqueur d'orientation doit pointer vers la tête du patient. Une légère rotation vers le dos du patient peut être utile pour que le faisceau passe entre les côtes.

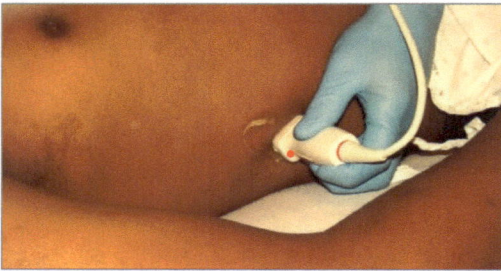

Figure 9.2 La technique de balayage pour visualiser le rein droit dans le plan coronal avec une sonde sectorielle en configuration abdominale.
La sonde est tenue dans le plan coronal avec le marqueur d'orientation vers la tête.

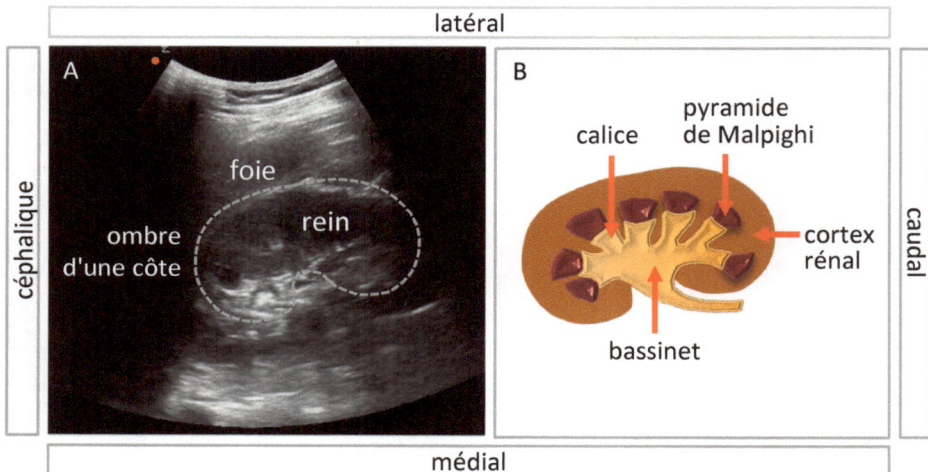

Figure 9.3 L'image du rein dans le plan coronal.
A+B. Une image échographique et schématique du rein.

Pour visualiser le rein dans son entier dans le plan coronal, balayez le rein dans le sens antéro-postérieur.

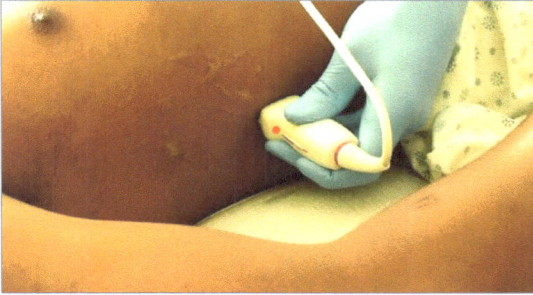

Vidéo 9.1 La technique de balayage pour visualiser le rein dans son entier dans le plan coronal.
Vidéo : echociblee1.com

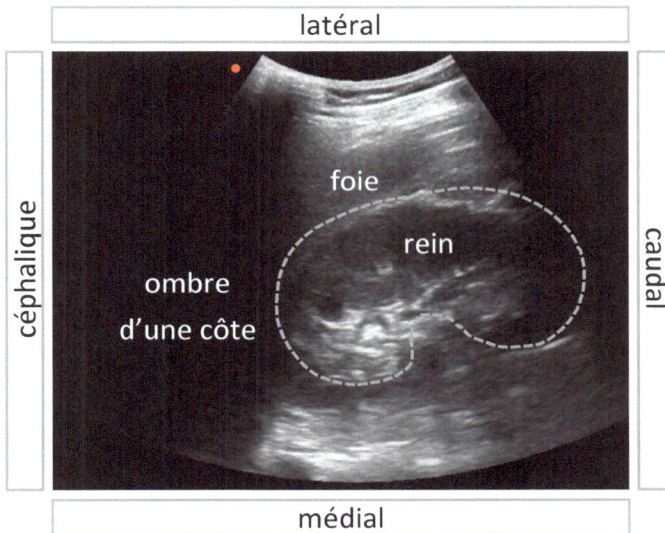

Vidéo 9.2 L'image du rein lors du balayage antéro-postérieur dans le plan coronal.
Remarquez que le cortex du rein est habituellement plus foncé que le foie ou la rate.
Vidéo : echociblee1.com

La visualisation du rein dans le plan transversal

Lorsque le rein a été localisé dans le plan coronal, tournez la sonde pour que le marqueur d'orientation pointe maintenant vers la droite du patient. Cette manœuvre fournit une image du rein dans son plan transversal. Pour visualiser le rein en entier, balayez le rein de son pôle supérieur jusqu'à son pôle inférieur.

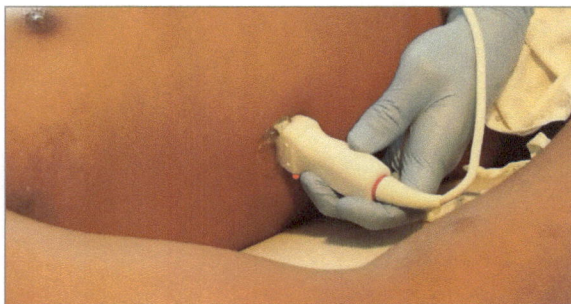

Vidéo 9.3 La technique de balayage pour visualiser le rein droit dans le plan transversal d'un pôle à l'autre.
Balayez le rein d'un pôle à l'autre avec la sonde. Vidéo : echociblee1.com

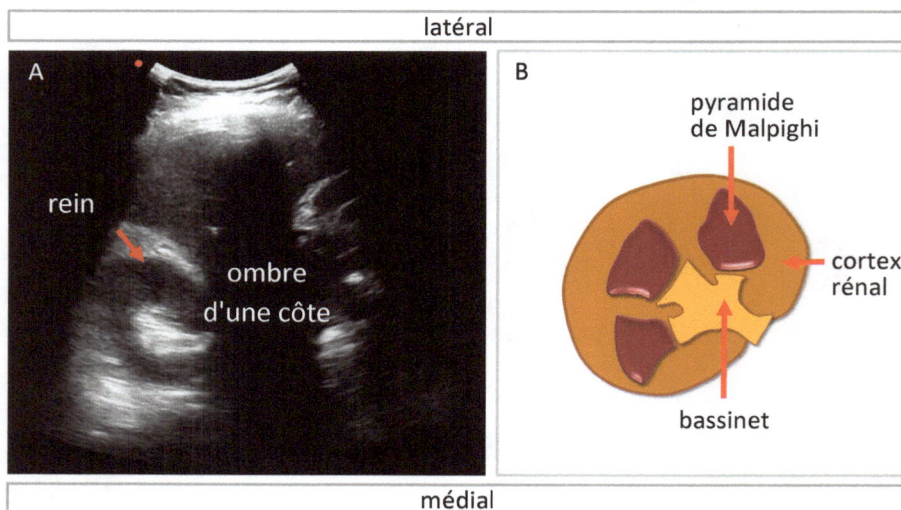

Vidéo 9.4 L'image du rein dans son plan transversal lors du balayage d'un pôle à l'autre.
A+B. Une image échographique et schématique du rein. Vidéo : echociblee1.com

La visualisation de la vessie dans le plan sagittal

Pour visualiser la vessie dans le plan sagittal, la sonde est placée juste au-dessus du pubis avec le marqueur d'orientation pointant vers la tête. Pointez le faisceau vers la portion caudale de la cavité pelvienne. La présence d'urine dans la vessie apparaîtra anéchogène (noire) sur l'image échographique.

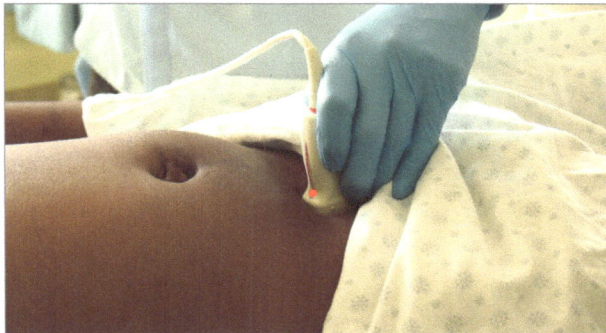

Figure 9.4 La technique pour visualiser la vessie dans le plan sagittal.

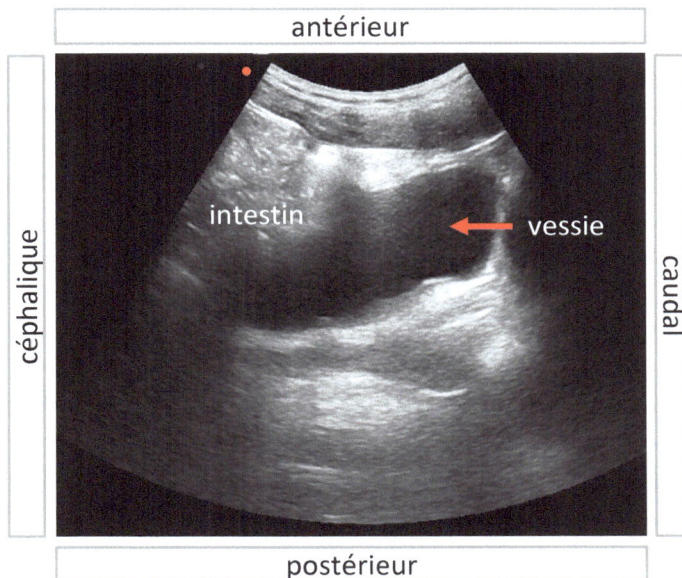

Figure 9.5 L'image échographique d'une vessie d'un homme dans le plan sagittal.

La visualisation de la vessie dans le plan transversal

Pour visualiser la vessie dans le plan transversal, la sonde est placée juste au-dessus du pubis avec le marqueur d'orientation pointant vers la droite du patient. Pointez le faisceau vers la portion caudale de la cavité pelvienne.

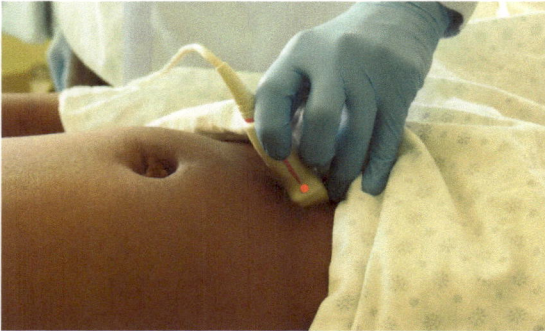

Figure 9.6 La technique pour visualiser la vessie dans le plan transversal.

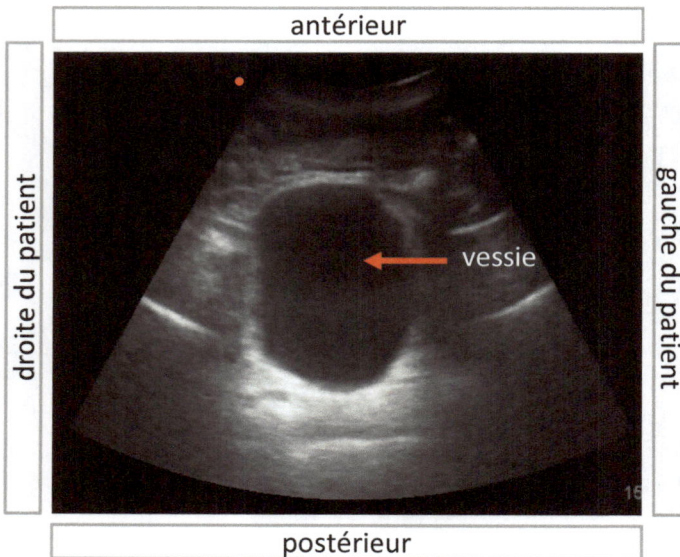

Figure 9.7 L'image échographique d'une vessie d'un homme dans le plan transversal.

9.3 L'uropathie obstructive

L'échographie ciblée est utile pour identifier les causes d'uropathie obstructive. L'hydronéphrose et la vessie dilatée post-mictionnelle sont deux signes échographiques importants à rechercher pour le diagnostic d'uropathie obstructive.

La signification clinique : l'hydronéphrose

L'hydronéphrose est une distension du bassinet et des calices à cause d'une obstruction des voies urinaires en distal du rein [42].

L'hydronéphrose unilatérale est généralement due à une pathologie de l'uretère ou de la jonction urétéro-vésicale (p. ex. : urolithiase).

L'hydronéphrose bilatérale est habituellement causée par une pathologie d'ordre vésicale (p. ex. : tumeur vésicale, vessie neurogène) ou en distal de la vessie (p. ex. : maladie prostatique).

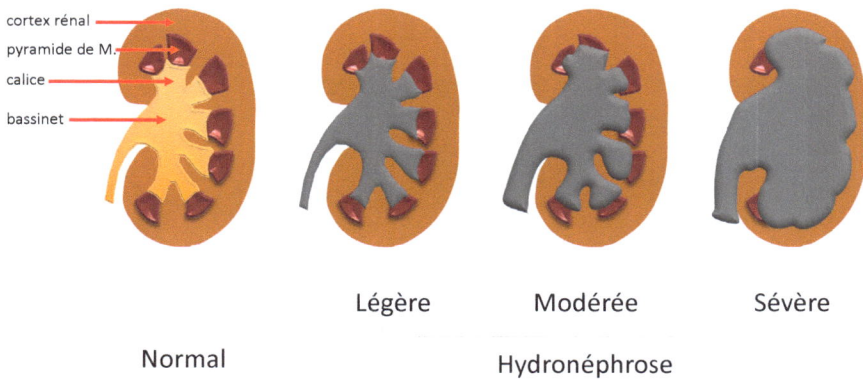

Figure 9.8 Image schématique décrivant les degrés d'hydronéphrose.
Légère :   Dilatation du système collecteur (bassinet et des calices).
Modérée :   Dilatation accrue du système collecteur.
Sévère :   Bombement des calices avec un amincissement du cortex.

Dans l'hydronéphrose, les calices et le bassinet apparaîtront anéchogènes (noirs) et dilatés sur l'image échographique.

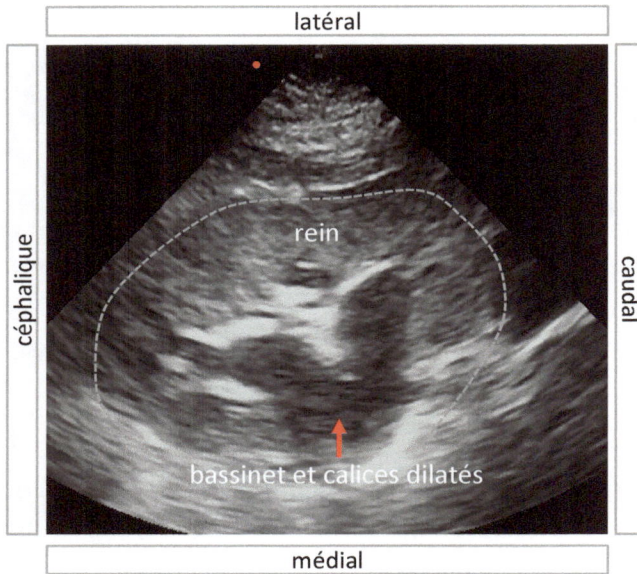

Figure 9.9 Le rein dans le plan coronal avec une hydronéphrose modérée identifiée grâce au signe de la « patte d'ours ».

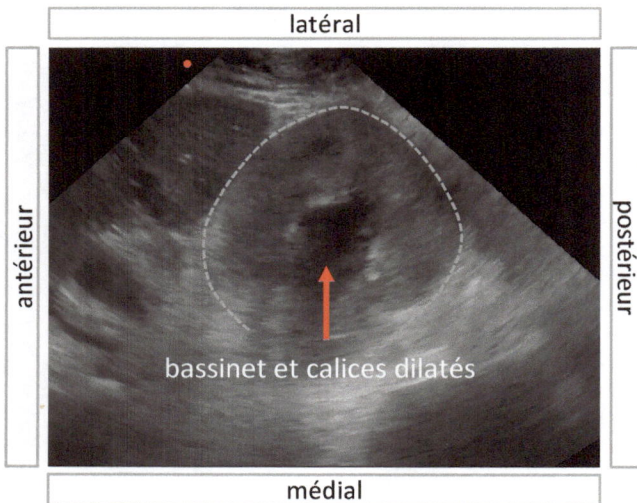

Figure 9.10 Le rein gauche dans son plan transversal avec une hydronéphrose modérée.

La signification clinique : la vessie dilatée post-mictionnelle

Le **résidu mictionnel** ne devrait pas être plus grand que 50 à 100 ml chez l'adulte [43]. Toutefois, chez les patients atteint d'une pathologie chronique où la vessie ne se vide pas bien, le résidu pourrait être plus grand, sans conséquence sur le rein.

Bien que plusieurs appareils échographiques portables possèdent une fonction calculant le volume vésical, on peut estimer le volume vésical post-mictionnel en utilisant la formule suivante [44].

Volume vésical (ml) = 0.75 x (La$_{trans}$ x H$_{trans}$ x Lo$_{sagit}$)

La$_{trans}$ = Largeur maximum en plan transversal (cm)

H$_{trans}$ = Hauteur maximum en plan transversal (cm)

Lo$_{sagit}$ = Longueur maximum en plan sagittal (cm)

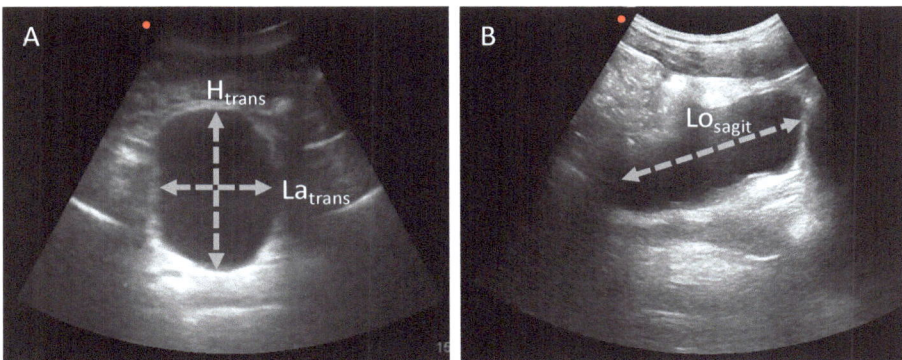

Figure 9.11 Estimation du volume vésical.
A. Hauteur (H$_{trans}$) et largeur (La$_{trans}$) maximale de la vessie dans le plan transversal.
B. Longueur (Lo$_{sagit}$) maximale de la vessie dans le plan sagittal.

L'évaluation du volume post-mictionnel est pertinente dans les scénarios cliniques suivants :

- Un patient se présente avec une atteinte rénale et un résidu mictionnel élevé. Cette condition est fréquemment due à une maladie prostatique chez l'homme âgé ;

- Un patient porteur d'une sonde à demeure se plaint d'anurie. Si la vessie est visiblement pleine à l'échographie, le diagnostic est un cathéter bloqué ou déplacé.

Tableau 9.1 Concordances entre les trouvailles échographiques rénales et vésicales et les pathologies fréquentes associées

	Trouvailles échographiques vésicales	
	Résidu mictionnel	
	Volume élevé	**Volume bas**
Trouvailles échographiques rénales — Hydronéphrose	Pathologie au niveau de la vessie : • neurogène • médication Pathologie distale à la vessie : • maladie prostatique • cathéter vésical non fonctionnel	Pathologie entre le rein et la jonction urétéro-vésicale : • tumeur vésicale • urolithiase • tumeur urétérale

La signification clinique : lésion rénale aiguë ou chronique

Le cortex du rein est habituellement d'échogénicité plus foncée que l'organe adjacent en céphalique (le foie à droite, la rate à gauche). Dans la lésion rénale aiguë, l'échogénicité du cortex demeure la même. Dans la lésion rénale chronique, le cortex tend à devenir plus brillant. Dans des cas extrêmes, le cortex peut même devenir plus blanc que l'organe adjacent. Par conséquent, si un patient atteint d'une lésion rénale et que le cortex rénal est d'échogénicité plus foncée que l'organe adjacent, la lésion devrait être aiguë. Si un patient atteint d'une lésion rénale et que le cortex rénal est d'échogénicité égale ou plus brillante que l'organe adjacent, la lésion devrait être chronique. Lorsque la lésion rénale est chronique, la dimension du rein est habituellement rétrécie (la longueur normale varie entre 9 et 13 cm).

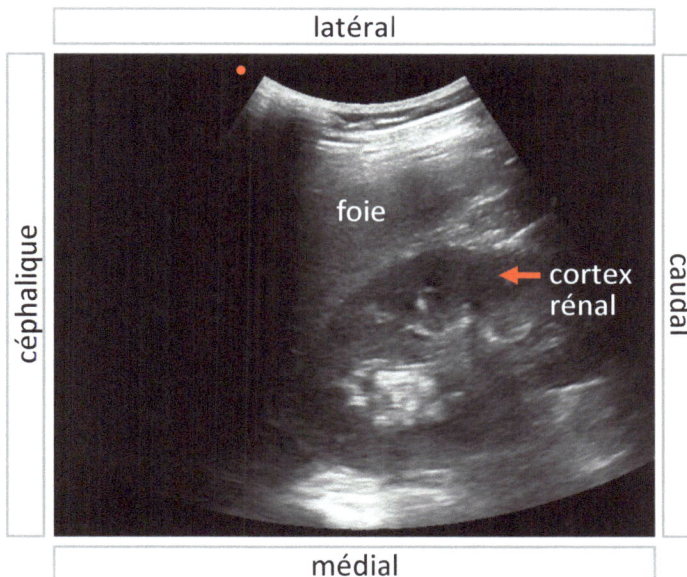

Figure 9.12 Lésion rénale aiguë.
Remarquez l'échogénicité du rein droit qui est plus foncée que celle du foie adjacent, comme pour les patients normaux, ce qui suggère une lésion rénale aiguë.

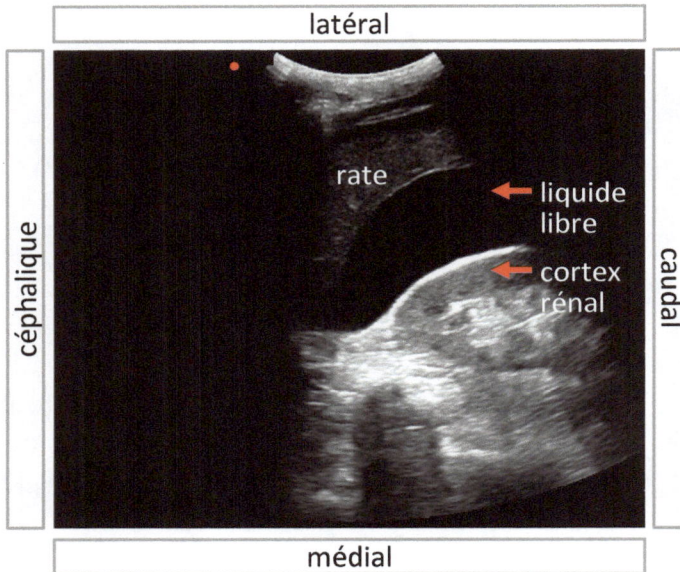

Figure 9.13 Lésion rénale chronique.
Remarquez l'échogénicité du rein gauche qui est plus brillante que celle de la rate adjacente (partiellement due dans ce cas à la présence d'un artéfact de rehaussement causé par la présence de liquide libre).

La signification clinique : autre pathologie

On trouve souvent des kystes rénaux à l'échographie. On peut distinguer les kystes rénaux de l'hydronéphrose, car ils ne communiquent pas avec le bassinet non dilaté.

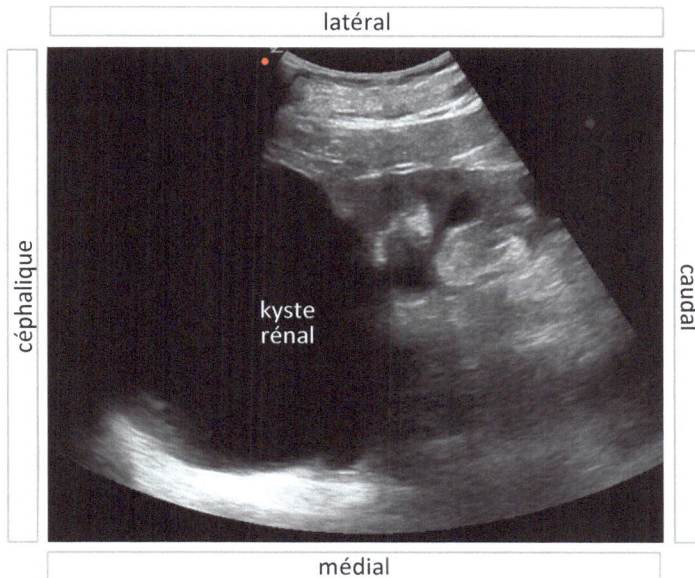

Figure 9.14 Kyste rénal.
Remarquez le gros kyste rénal au pôle supérieur du rein qui ne communique pas avec le bassinet.

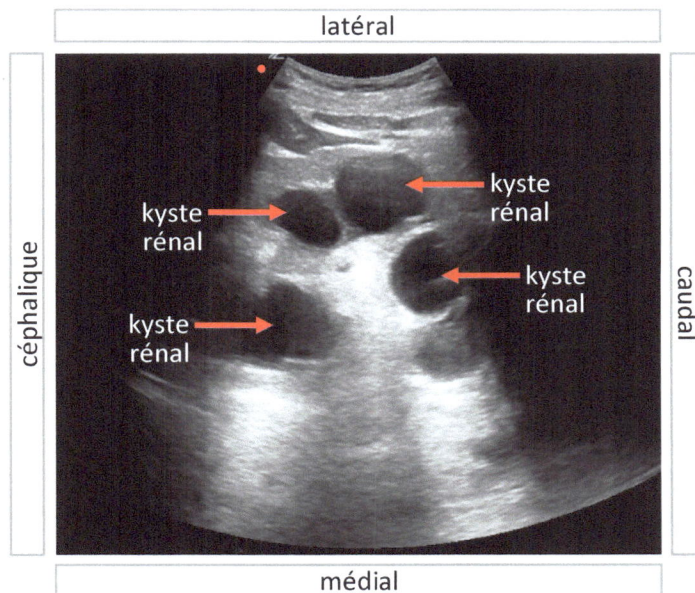

Figure 9.15 Kystes rénaux multiples.
Remarquez les multiples kystes rénaux. Aucun ne communique avec le bassinet.

9.4 La résolution de problèmes

- Lorsque l'ombre d'une côte empêche de bien voir le rein, demandez au patient de retenir une inspiration profonde. Cette action fera descendre le rein sous les côtes et améliorera la qualité de l'image (vidéo 9.5) ;

- Pour éviter les ombres acoustiques des côtes, obliquer légèrement la sonde (le marqueur d'orientation vers le dos du patient) pour que le faisceau d'ultrasons s'insère entre deux côtes.

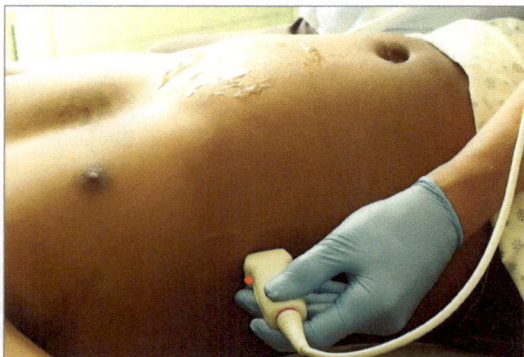

Vidéo 9.5 La technique de balayage pour éliminer les ombres de côtes.
Vidéo : echociblee1.com

Conclusion du cas :

L'échographie ciblée chez l'homme âgé de 80 ans en insuffisance rénale aiguë permet de découvrir une hydronéphrose bilatérale et un résidu mictionnel élevé. Une obstruction post-vésicale est suspectée. Vous placez un cathéter vésical et consultez un urologue pour le suivi des soins.

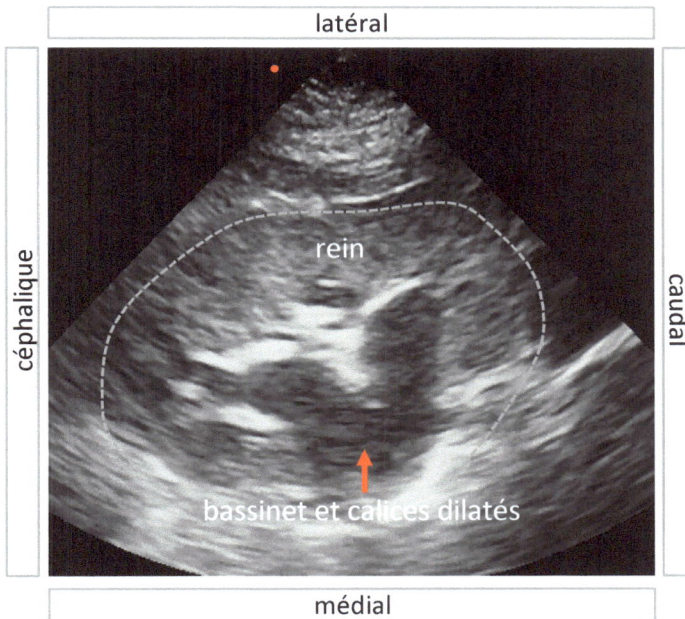

Figure 9.16 Le rein dans le plan coronal présente une hydronéphrose modérée.

10. Thrombose veineuse profonde (TVP) des membres inférieurs

Présentation de cas :

Une femme âgée de 40 ans sans antécédent se présente au département d'urgence. Elle se plaint que sa jambe gauche est enflée. Sa médication actuelle ne comprend qu'un anovulant. Elle vient d'effectuer un voyage en avion d'une durée de 14 heures. L'examen physique démontre une jambe gauche œdématiée, non douloureuse, sans cordon et un signe de Homan négatif.

Impression :

Jambe gauche œdématiée, une thrombose veineuse profonde (TVP) doit être recherchée.

L'investigation traditionnelle de la **thrombose veineuse profonde (TVP)** par échographie-Doppler au département d'imagerie comprend un examen complet du système veineux profond avec compression et Doppler. Ce chapitre introduit un examen échographique ciblé des veines profondes des membres inférieurs en utilisant uniquement la **compression.** L'examen ciblé comprend la visualisation de la veine fémorale commune et de la veine poplitée. L'utilisation de cette approche ciblée est bien documentée dans la littérature médicale. Cet examen est suffisamment sensible pour détecter la majorité des TVP des membres inférieurs cliniquement significatives pour la clientèle ambulante [45-49].

10.1   Le choix de la sonde

La sonde linéaire à haute fréquence est utilisée pour visualiser les veines des membres inférieurs. Les sondes à haute fréquence fournissent une excellente résolution des structures superficielles.

Chez les patients obèses ou chez ceux qui ont des cuisses très musclées, les structures vasculaires peuvent être trop profondes pour être bien vues avec la sonde à haute fréquence. Dans ces cas, une sonde abdominale à basse fréquence peut être utilisée.

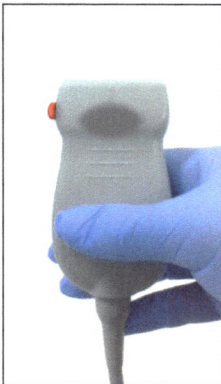

Sonde linéaire de surface
à haute fréquence

Figure 10.1 La sonde linéaire de surface à haute fréquence est utilisée pour visualiser les veines des membres inférieurs.
Le point rouge indique le marqueur d'orientation.

10.2   Le positionnement du patient et la technique de balayage — veine fémorale commune

Le patient est évalué en décubitus dorsal avec une élévation du tronc à 30 degrés, provoquant un engorgement des veines des membres inférieurs. Le membre inférieur doit être positionné en rotation externe avec une légère flexion du genou.

La sonde est placée sous le ligament inguinal avec le marqueur d'orientation pointant vers la droite du patient. Cette position de la sonde permet la visualisation de la veine fémorale commune dans le plan transversal. Les veines apparaissent comme des structures anéchogènes (noires) sur l'image échographique.

Glissez la sonde en direction caudale sur le trajet de la veine fémorale commune à partir du ligament inguinal jusqu'à l'embouchure de la veine fémorale profonde sur la veine fémorale.

La signification clinique : une TVP dans la veine fémorale commune

L'examen échographique par **compression** s'effectue en comprimant la veine avec la sonde. Si les deux parois opposées de la veine se touchent durant la compression, il n'y a pas de thrombose veineuse à cet endroit précis. Si les deux parois de la veine ne se touchent pas lors de la compression, c'est un signe indirect qu'il y a une thrombose veineuse à cet endroit. On voit parfois la TVP comme une structure hyperéchogène (blanche) à l'intérieur de la veine [50].

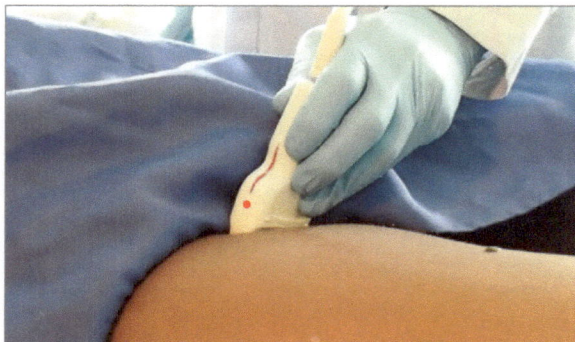

Vidéo 10.1 La technique de balayage pour l'examen échographique par compression de la veine fémorale commune.
Vidéo : echociblee1.com

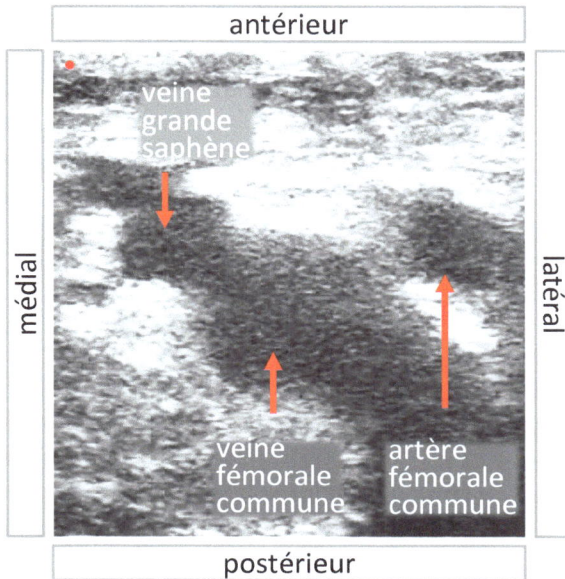

Vidéo 10.2 L'examen échographique par compression d'une veine fémorale commune gauche normale.
Lorsque la veine est compressée, les deux parois se touchent, excluant alors une TVP à cet endroit. Vidéo : echociblee1.com

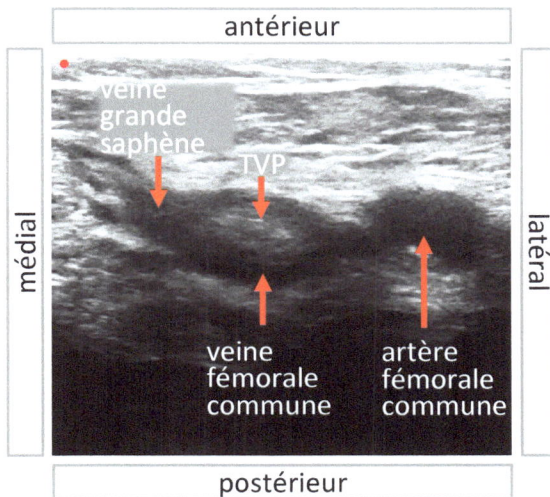

Vidéo 10.3 L'examen échographique par compression illustrant une TVP dans la veine fémorale commune gauche.
Lorsque la veine est compressée, les deux parois ne se touchent pas à cause de la présence d'une TVP. La TVP apparaît hyperéchogène (blanche) à l'intérieur de la veine. Vidéo : echociblee1.com

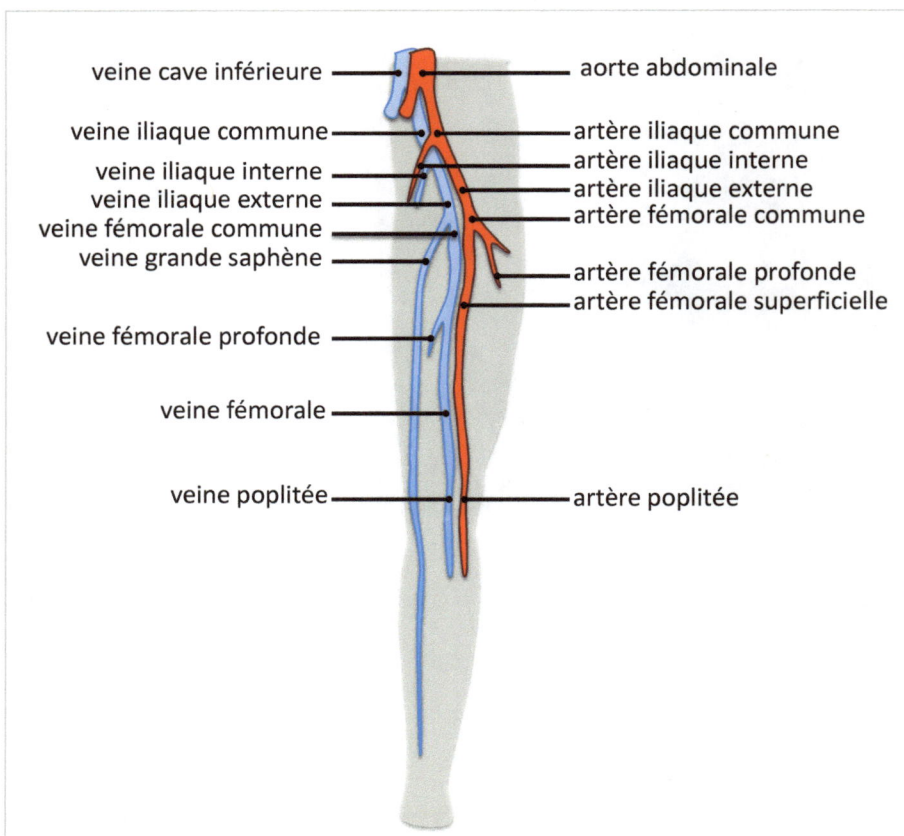

Figure 10.2 Vue frontale : système veineux et artériel profond du membre inférieur gauche.

Il y a habituellement quatre types de configurations des structures vasculaires observées lors du balayage de la veine fémorale commune entre le ligament inguinal et sous l'embouchure de la veine fémorale profonde sur la veine fémorale.

Tableau 10.1 Types de configurations des structures vasculaires observées lors du balayage de la veine fémorale commune en direction caudale

Configuration des structures vasculaires observées lors du balayage de la veine fémorale commune gauche en direction caudale		
1ᵉʳ type de configuration Embouchure de la veine grande saphène (VGS) à la veine fémorale commune	La veine fémorale commune (VFC) est en position médiale par rapport à l'artère fémorale commune (AFC)	médiale latérale VGS VFC AFC
2ᵉ type de configuration Bifurcation de l'artère fémorale commune	La veine fémorale commune (VFC) est en position médiale par rapport à la bifurcation de l'artère fémorale commune qui se divise en artère fémorale superficielle (AFS) et profonde (AFP)	VFC AFS AFP
3ᵉ type de configuration Embouchure de la veine fémorale profonde	La veine fémorale (VF) et fémorale profonde (VFP) sont en position médiale par rapport à l'artère fémorale superficielle (AFS)	AFS VF VFP
4ᵉ type de configuration 2 cm sous l'embouchure de la veine fémorale profonde	La veine fémorale (VF) est en position postérieure par rapport à l'artère fémorale superficielle (AFS)	AFS VF

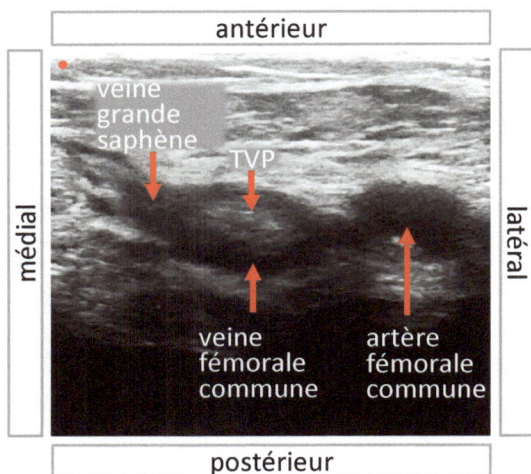

Figure 10.3 1ᵉʳ type de configuration : embouchure de la veine grande saphène (VGS) à la veine fémorale commune gauche (VFC).
Cette configuration d'image apparaît sous le ligament inguinal. La veine grande saphène est en position médiale par rapport à la veine fémorale commune. La veine fémorale commune est en position médiale par rapport à l'artère fémorale commune.

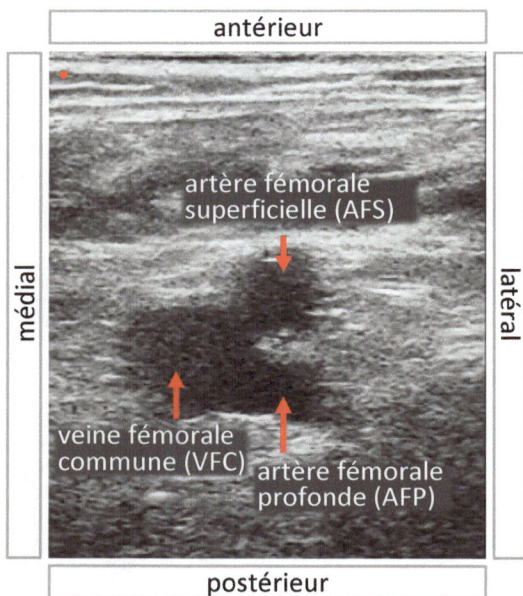

Figure 10.4 2ᵉ type de configuration : la veine fémorale commune (VFC) est en position médiale par rapport à la bifurcation de l'artère fémorale commune.
L'artère fémorale commune se divise en direction caudale à quelques centimètres sous le premier type de configuration.

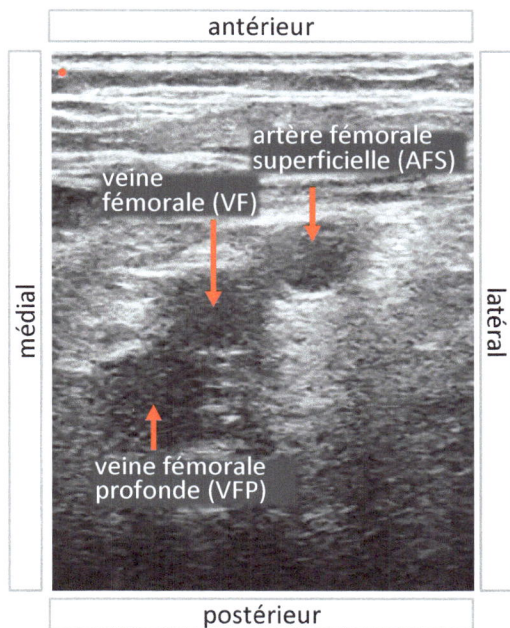

Figure 10.5 3ᵉ type de configuration : la veine fémorale (VF) et la veine fémorale profonde (VFP) sont en position médiale par rapport à l'artère fémorale superficielle (AFS).
L'artère fémorale profonde n'est plus visible.

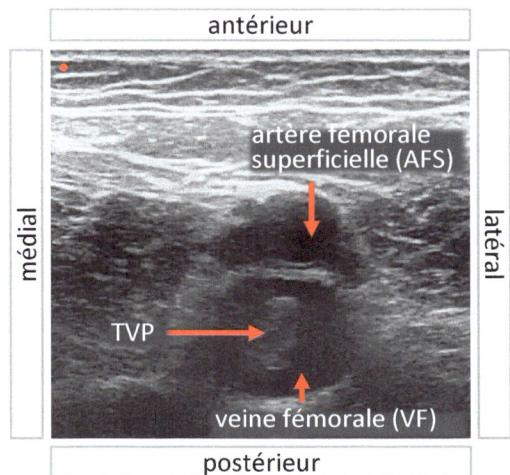

Figure 10.6 4ᵉ type de configuration : la veine fémorale (VF) est en position postérieure par rapport à l'artère fémorale superficielle (AFS).
La veine fémorale profonde n'est plus visible. La structure hyperéchogène à l'intérieur de la veine fémorale est une TVP.

L'examen complet de la veine fémorale commune doit comprendre la visualisation de celle-ci sur toute sa longueur : du ligament inguinal jusqu'à 2 cm sous l'embouchure de la veine fémorale profonde sur la veine fémorale.

Une fois l'examen échographique par compression terminé au niveau de la veine fémorale commune, il faut compléter l'examen au niveau de la veine poplitée du même membre inférieur (voir la section suivante).

10.3   Le positionnement du patient et la technique de balayage — veine poplitée

Les veines poplitées peuvent être examinées dans plusieurs positions. Chez un patient peu mobile, examinez-le en décubitus dorsal avec une élévation du tronc à 30 degrés, provoquant un engorgement des veines des membres inférieurs. Le membre inférieur doit être positionné en rotation externe avec une légère flexion du genou. Le patient pourrait aussi se coucher sur le côté les genoux pliés. S'il est capable, le patient pourrait aussi se placer en décubitus ventral avec le genou légèrement plié en plaçant un oreiller sous son pied. Une autre position possible : assis sur le bord de la civière. Vu ces différentes positions du patient, par convention, orientez toujours le marqueur de position vers l'extérieur du patient. Cette position de la sonde permet la visualisation de la veine poplitée dans le plan transversal.

La compression de la veine poplitée se fait à chaque centimètre à partir de la partie proximale du creux poplité jusqu'au mollet. Pour trouver la partie proximale à examiner, débutez au creux poplité. La veine poplitée apparaîtra superficielle par rapport à l'artère poplitée. Glissez la sonde en proximal jusqu'à ce que vous notiez que la veine poplitée disparaisse dans le champ éloigné. C'est à cet endroit que l'examen doit débuter.

L'examen complet de la veine poplitée se continue jusqu'au mollet. C'est à cet endroit que la veine poplitée se divise en veine tibiale antérieure et en tronc tibio-péronier (la trifurcation de la veine poplitée). Vous remarquerez à cet endroit plusieurs petites veines qui se jettent dans la veine poplitée. L'examen complet de la veine poplitée doit s'étendre jusqu'à 2 cm sous la trifurcation.

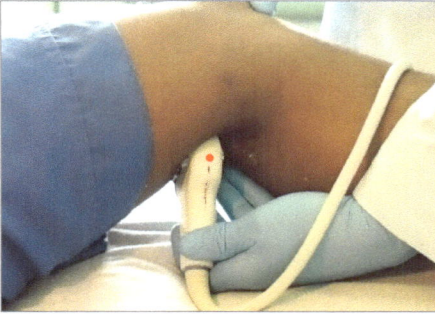

Vidéo 10.4 La technique de balayage pour l'examen échographique par compression de la veine poplitée chez le patient en décubitus dorsal.
Vidéo : echociblee1.com

La signification clinique : une TVP dans la veine poplitée

L'examen échographique par compression s'effectue en comprimant la veine poplitée avec la sonde. Si les deux parois opposées de la veine se touchent durant la compression, il n'y a pas de thrombose veineuse à cet endroit précis. S'il y a une thrombose veineuse, les deux parois ne se touchent pas lors de la compression.

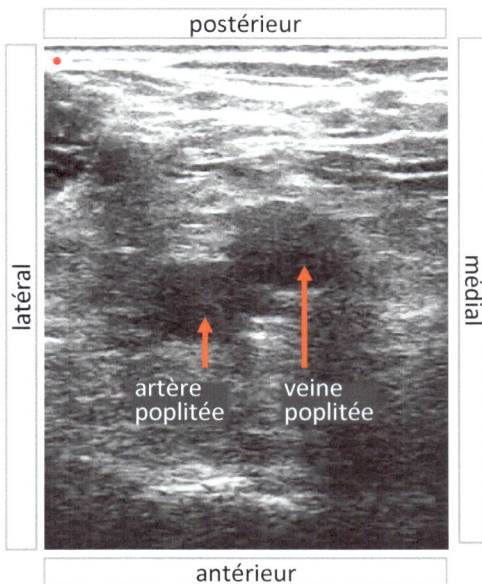

Vidéo 10.5 L'examen échographique par compression d'une veine poplitée normale.
Lorsque la veine poplitée est compressée, les deux parois se touchent, excluant alors une TVP à cet endroit précis. L'artère ne s'affaisse pas lorsque compressée. Vidéo : echociblee1.com

10.4   La résolution de problèmes

- Dans certains cas, pour mieux voir la veine poplitée, on peut examiner le patient en position assise ou en décubitus ventral ;

- Variation anatomique : la veine poplitée peut être double ;

- Chez le patient obèse qui présente des jambes œdématiées, en diminuant la fréquence de la sonde, on augmente la pénétration en profondeur, ce qui permet d'améliorer la qualité de l'image ;

- On appelle parfois la veine fémorale : *veine fémorale superficielle*. Ce terme peut porter à confusion, car un thrombus dans cette veine doit quand même être considéré une TVP.

10.5 Faux positifs et faux négatifs

Faux positifs (pour la TVP) :

- **Un ganglion lymphatique :** les ganglions lymphatiques apparaissent hyperéchogènes et non compressibles sur l'image échographique, mimant ainsi une TVP. Par contre, en tournant la sonde de 90 degrés, on s'aperçoit rapidement que cette structure (ganglion) est sphérique et non tubulaire comme un vaisseau ;

- **Une thrombophlébite superficielle :** la thrombophlébite superficielle se présente comme une thrombose dans une veine superficielle. Ce processus inflammatoire peut se présenter avec un œdème de la jambe et de la douleur, mais son traitement est différent de la TVP ;

- **Un kyste de Baker :** le kyste de Baker peut se présenter avec un œdème de la jambe et de la douleur derrière le genou. Il apparaît sur l'image échographique comme une structure anéchogène non compressible, mimant ainsi une TVP. Par contre, il n'y aura pas de flux à l'examen Doppler ;

- **Une TVP chronique :** la TVP chronique va apparaître hyperéchogène et non compressible sur l'image échographique. Quelques fois, on pourra voir un flux (recanalisation) au centre du thrombus. L'anamnèse d'une TVP antérieure à cette jambe pourra vous aider.

Faux négatifs (pour la TVP):

- **Un balayage incomplet :** assurez-vous d'avoir balayé en entier la zone décrite. Un petit thrombus pourrait être manqué ;

- **Une image de mauvaise qualité dans les cas d'œdème ou d'obésité :** dans ces cas, pour améliorer la qualité de l'image, tentez de diminuer la fréquence des ultrasons ou considérez l'utilisation de la sonde abdominale de basse fréquence dans les cas extrêmes ;

- **Les veines poplitées doubles :** un pourcentage significatif de patients présente deux veines poplitées. Assurez-vous de bien balayer les deux veines. Parfois, une seule des deux veines présentera une TVP ;

- **Une TVP dans la cavité pelvienne :** comme nous ne balayons pas la cavité pelvienne, vous ne découvrirez pas une TVP isolée à cet endroit. Si votre doute clinique de TVP persiste, prescrivez un examen échographique traditionnel au département d'imagerie.

10.6   Standard de documentation de la SCÉC

La Société canadienne d'échographie ciblée (SCÉC) recommande qu'un examen d'échographie ciblée soit documenté au dossier de la façon suivante :

- **Thrombose veineuse profonde (TVP) :**
    - o   Étude négative : TVP –
    - o   Étude positive : TVP +
    - o   Étude non concluante : TVP NC

Conclusion du cas :

Avec l'échographie ciblée, on découvre chez la dame âgée de 40 ans une structure hypoéchogène (grise) dans la veine fémorale commune. La veine ne s'affaisse pas complètement à la compression échographique, suggérant une TVP. Un anticoagulant approprié est prescrit.

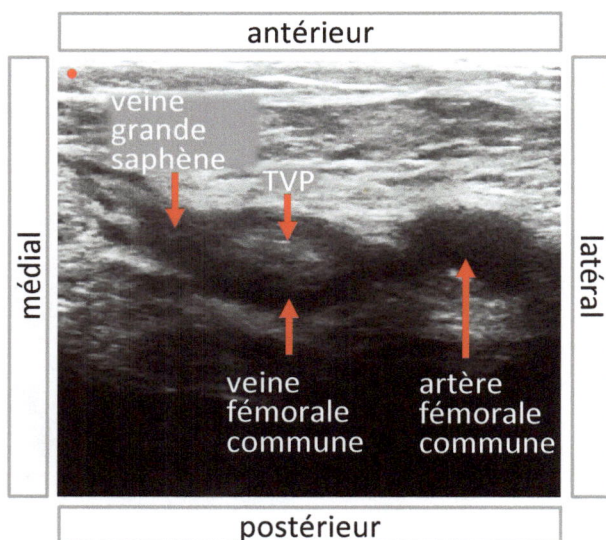

Figure 10.7 Une TVP à l'intérieur de la veine fémorale commune gauche.

11. LA GROSSESSE ECTOPIQUE

Présentation de cas :

Une femme âgée de 30 ans avec un antécédent de syndrome inflammatoire pelvien se présente dans votre clinique en région. Elle se plaint d'un saignement vaginal et de douleur pelvienne. Elle a eu ses dernières menstruations il y a sept ou huit semaines. Ses signes vitaux sont normaux. Le test de β-HCG qualitatif urinaire est positif.

Impression :

Une grossesse ectopique doit être recherchée.

Ce chapitre introduit un examen échographique ciblé de l'utérus par voie abdominale à titre de complément dans l'évaluation d'une patiente chez qui on soupçonne une **grossesse ectopique**.

Une grossesse ectopique est une grossesse extra-utérine. La grossesse ectopique est une pathologie qui peut menacer la vie de la patiente à cause de la rupture et de l'hémorragie subite. Un clinicien doit toujours considérer la grossesse ectopique chez une femme enceinte présentant une douleur abdominale et un saignement vaginal durant le premier trimestre. L'échographie ciblée peut nous aider à exclure la grossesse ectopique en démontrant une grossesse intra-utérine.

11.1   Le choix de la sonde

Pour visualiser la cavité pelvienne féminine, utilisez une sonde abdominale à basse fréquence ou la sonde sectorielle en configuration abdominale. Les sondes à basse fréquence fournissent la pénétration en profondeur nécessaire pour visualiser des structures profondes telles que l'utérus.

La technique d'échographie pelvienne par voie endovaginale ne sera pas discutée dans ce livre d'introduction.

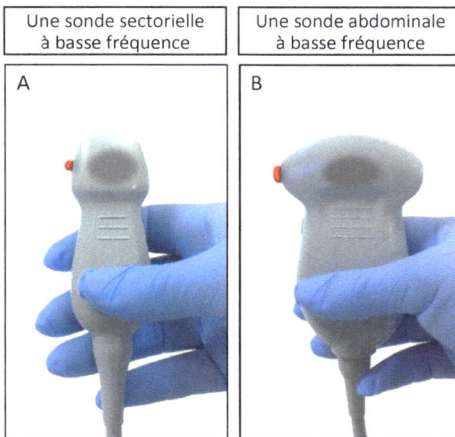

Figure 11.1 Les sondes à basse fréquence pouvant être utilisées pour évaluer la présence d'une grossesse intra-utérine.
A. Une sonde sectorielle à basse fréquence.
B. Une sonde abdominale à basse fréquence.
Le point rouge indique le marqueur d'orientation.

11.2   Le positionnement de la patiente et la technique de balayage

La patiente est évaluée en décubitus dorsal avec une vessie pleine. Débutez le balayage dans le plan sagittal et ensuite dans le plan transversal.

La visualisation de l'utérus dans le plan sagittal

Pour balayer l'utérus dans le plan sagittal, la sonde est placée devant la vessie juste au-dessus de la symphyse pubienne avec le marqueur d'orientation pointant vers la tête de la patiente. Inclinez le faisceau de la sonde vers la cavité pelvienne. Il est important de balayer l'utérus en entier d'un côté à l'autre dans le plan sagittal.

L'utérus apparaît comme une structure en forme de poire hypoéchogène (grise) en apposition directe avec la vessie. La ligne endométriale est la zone d'intérêt de l'utérus non gravide. Dans le plan sagittal, la **ligne endométriale** apparaît comme une ligne hyperéchogène (blanche) au centre de l'utérus.

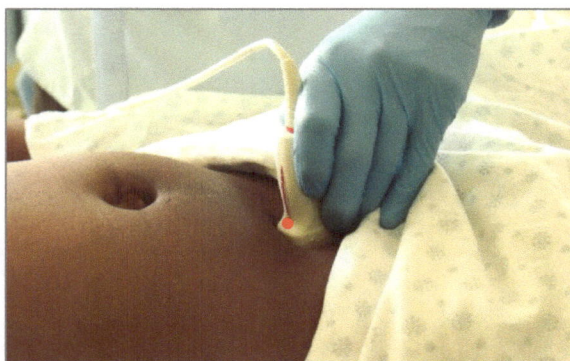

Figure 11.2 La technique de balayage pour visualiser l'utérus dans le plan sagittal avec la sonde sectorielle en configuration abdominale.

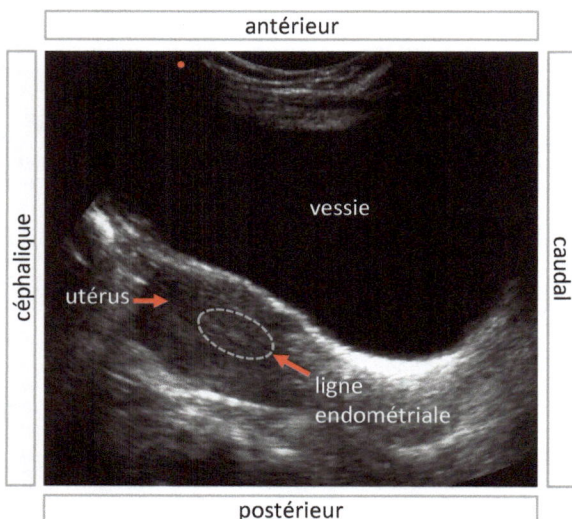

Figure 11.3 L'image échographique de l'utérus dans le plan sagittal.

La visualisation de l'utérus dans le plan transversal

L'utérus est un organe mobile qui se situe rarement exactement sur la ligne médiane. Pour balayer l'utérus dans le plan transversal, la sonde est placée devant la vessie juste au-dessus de la symphyse pubienne avec le marqueur d'orientation pointant vers la droite de la patiente. Inclinez le faisceau de la sonde vers la cavité pelvienne. Il est important de balayer l'utérus dans le plan transversal en entier, du fond utérin jusqu'à son col.

L'utérus apparaît comme une structure en forme de *pomme* hypo-échogène (grise) en apposition directe avec la vessie. La ligne endométriale est la zone d'intérêt de l'utérus non gravide. Dans le plan transversal, la ligne endométriale apparaît comme un *point* hyperéchogène (blanc) au centre de l'utérus.

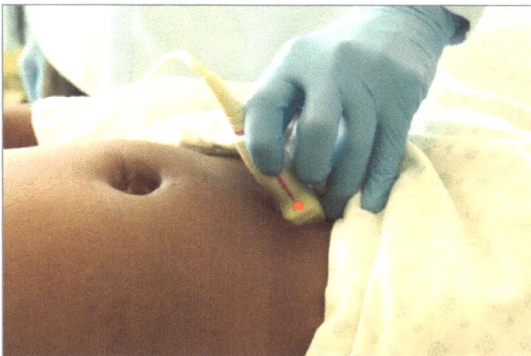

Figure 11.4 La technique de balayage pour visualiser l'utérus dans le plan transversal avec la sonde sectorielle en configuration abdominale.

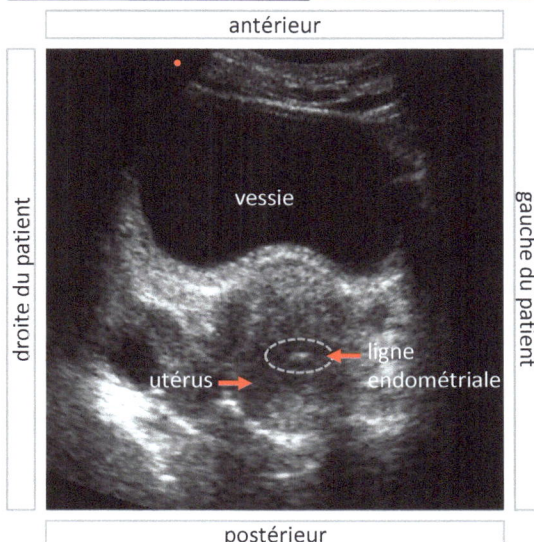

Figure 11.5 L'image échographique de l'utérus dans le plan transversal.

11.3 Les critères diagnostiques d'une grossesse intra-utérine (GIU)

Il existe 5 critères diagnostiques pour une grossesse intra-utérine au premier trimestre à l'examen échographique [30, 51-54].

Trois critères sont nécessaires pour diagnostiquer une grossesse. Ils doivent tous être présents à l'intérieur de l'utérus sur l'image échographique :

- 1er critère : le sac gestationnel ;
- 2e critère :   le sac vitellin ou le pôle fœtal à l'intérieur du sac gestationnel ;
- 3e critère :   la réaction déciduale autour du sac gestationnel.

Deux critères sont nécessaires pour identifier la structure utérine :

- 4e critère :   la juxtaposition de l'utérus et la vessie ;
- 5e critère :   un recouvrement myométrial d'au moins 8 mm.

1er critère : le premier signe de grossesse intra-utérine sur l'image échographique est **le sac gestationnel**. Le sac gestationnel apparaît à 5 - 6 semaines de gestation à l'examen échographique pelvien par voie abdominale. Il apparaît comme une structure anéchogène (noire) à l'intérieur de l'utérus. La seule présence d'un sac gestationnel n'est pas suffisante pour diagnostiquer une grossesse intra-utérine, car on peut voir un « **sac pseudogestationnel** » dans 5 % des grossesses ectopiques.

2e critère : un **sac vitellin** apparaît à 6 - 7 semaines de gestation à l'examen échographique pelvien par voie abdominale. Le sac vitellin apparaît comme une structure anéchogène (noire) ronde avec une paroi hyperéchogène (blanche), localisé à l'intérieur du sac gestationnel. C'est le signe de l'anneau double. La présence d'un sac vitellin à l'intérieur du sac gestationnel est un signe d'une grossesse intra-utérine définitive. Un **pôle fœtal** apparaît à 7 - 8 semaines de gestation à l'examen échographique pelvien par voie abdominale. Le pôle fœtal apparaît comme une structure hyperéchogène (blanche) près du sac vitellin. La présence d'un pôle fœtal est un autre signe d'une grossesse intra-utérine définitive.

3ᵉ critère : La **réaction déciduale** est une région hyperéchogène (blanche) entourant le sac gestationnel. Une grossesse ectopique peut présenter un sac gestationnel et un sac vitellin à l'extérieur de l'utérus, mimant ainsi une grossesse normale. Pour éviter des erreurs, deux autres critères sont nécessaires pour diagnostiquer une grossesse intra-utérine.

4ᵉ critère : La **juxtaposition de l'utérus et de la vessie**. L'utérus est en apposition immédiate avec la vessie sur l'image échographique. Cette juxtaposition nous permet d'identifier correctement l'utérus. On doit retrouver les trois premiers critères de grossesse à l'intérieur de l'utérus à l'endroit habituel de la ligne endométriale.

5ᵉ critère : Un **recouvrement myométrial d'au moins 8 mm** est l'épaisseur du tissu utérin tout autour du sac gestationnel. Une grossesse ectopique à l'intersection de l'utérus et d'une trompe de Fallope (grossesse interstitielle ou cornuale) aura un recouvrement myométrial de moins de 8 mm entre le sac gestationnel et le mur extérieur de l'utérus à certains endroits. Un recouvrement myométrial d'au moins 8 mm est nécessaire pour déclarer une grossesse intra-utérine.

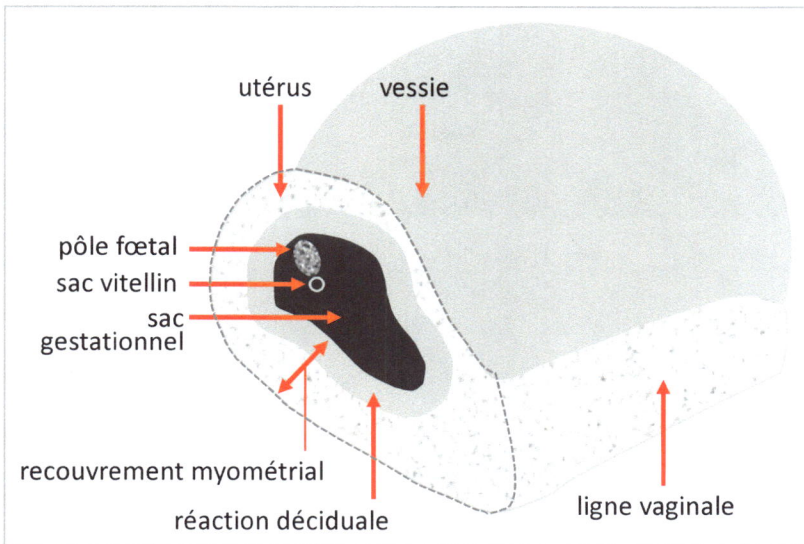

Figure 11.6 Illustration schématique démontrant les critères d'une grossesse intra-utérine dans la vue sagittale pelvienne par voie abdominale.
Notez la juxtaposition de l'utérus et de la vessie.

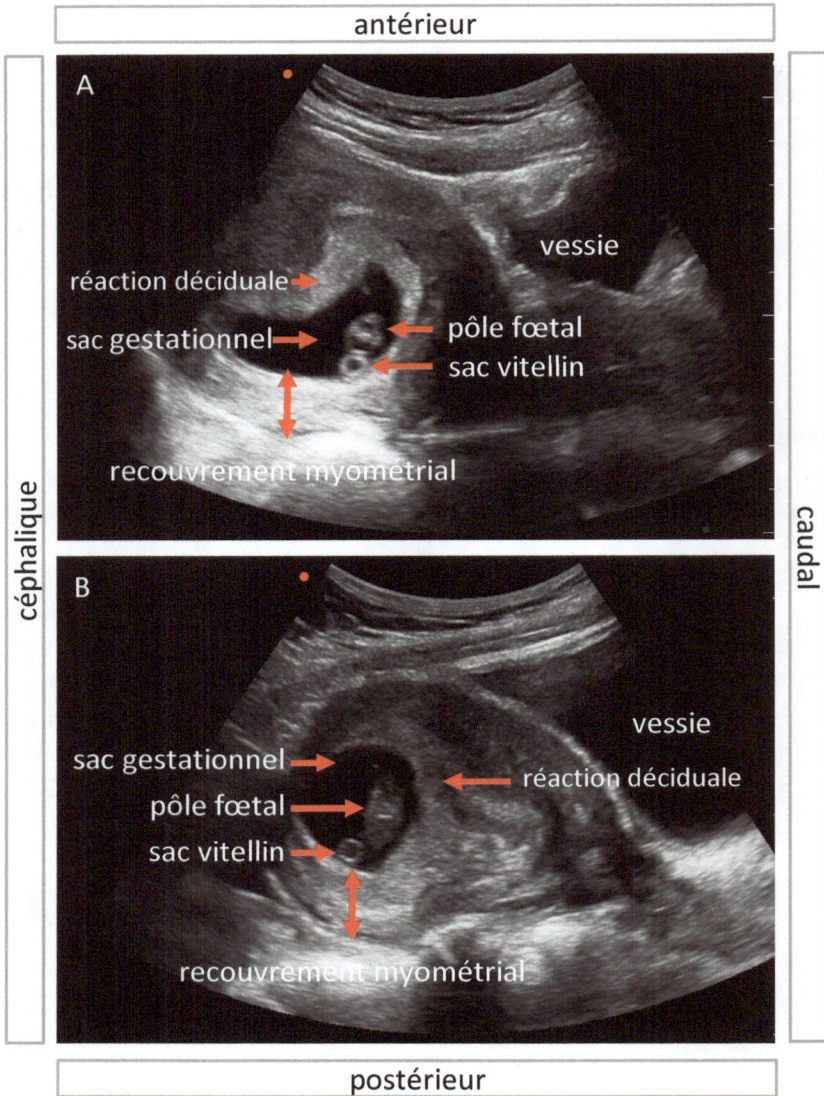

Figure 11.7 Le sac gestationnel, le sac vitellin et le pôle fœtal visible dans l'utérus dans le plan sagittal.
A + B. Deux exemples de cavités pelviennes féminines démontrant les critères de grossesse intra-utérine.

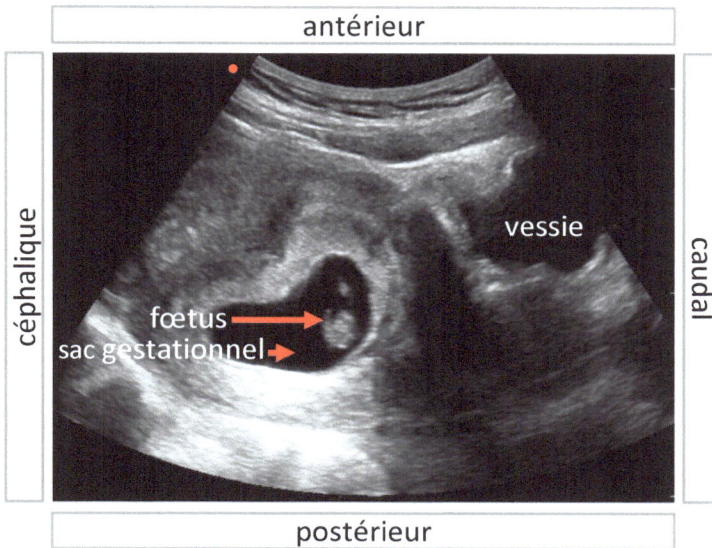

Vidéo 11.1 Une activité cardiaque fœtale intra-utérine lors d'un examen échographique pelvien par voie abdominale.
Vidéo : echociblee1.com

La signification clinique : la grossesse ectopique

L'examen échographique s'utilise en complément de l'évaluation clinique et les examens de laboratoire pour la prise en charge d'une patiente chez qui on soupçonne une grossesse ectopique.

Pour une patiente enceinte chez qui on soupçonne une grossesse ectopique [51, 53, 54] :

- La présence d'une grossesse intra-utérine exclut la grossesse ectopique dans la plupart des cas. L'exception à cette règle est la grossesse hétérotopique où une grossesse intra-utérine et ectopique peuvent coexister (grossesse normale = 1 : 4 000 – 8 000 ; grossesse avec la procréation assistée = 1 : 100) ;

- L'absence d'une grossesse intra-utérine suggère une grossesse ectopique particulièrement après six semaines d'aménorrhée ;

- Des signes vitaux instables, l'absence d'une grossesse intra-utérine et la présence de liquide libre intra-abdominal ou pelvien (Chapitre 6) nous oriente vers une grossesse ectopique rompue.

La signification clinique : autres pathologies

- **L'œuf clair :** Les patientes présentant un œuf clair auront un taux de β-HCG positif sans développement d'un fœtus. La présence d'un sac gestationnel vide avec un diamètre de plus de 25 mm, suggère fortement l'œuf clair. Au contraire, le sac pseudogestationnel est beaucoup plus petit que 25 mm ;

- **La grossesse molaire :** La patiente qui se présente avec une grossesse molaire aura probablement la triade clinique suivante : anémie, hyperthyroïdisme et hyperémèse. Le β-HCG sera très élevé. On verra une multitude de petites structures kystiques intra-utérine sur l'image échographique.

11.4   La résolution de problèmes

- Pour améliorer la qualité de l'image échographique pelvienne :

  o une vessie pleine est recommandée ;

  o balayez dans les deux plans sagittal et transversal ;

  o utilisez la fonction « zoom » de l'échographe pour mieux visualiser le sac gestationnel.

- L'utérus est habituellement bien visualisé à une profondeur de 10 à 15 cm ;

- Lorsque l'utérus ne se situe pas sur la ligne médiane, sa position est plus facile à localiser dans le plan transversal ;

- Lorsque l'âge gestationnel est plus élevé que prévu, l'utérus gravide peut être retrouvé plus haut dans la cavité abdominale ;

- En cas de doute sur la présence d'une GIU avec l'échographie pelvienne par voie abdominale, essayez la voie endovaginale.

11.5　Faux positifs et faux négatifs

Attention aux faux positifs ! Déclarer une GIU lorsqu'il n'y en a pas est un faux positif. Déclarer un faux positif intra-utérin alors que c'est une grossesse extra-utérine est une erreur dangereuse. La grossesse ectopique est une pathologie potentiellement mortelle !

Faux positifs (pour la GIU) :

- **Il manque un critère** : en l'absence d'un seul critère, il ne faut pas déclarer une GIU ;

- **Sac pseudogestationnel :** un sac pseudogestationnel peut mimer un sac gestationnel intra-utérin dans une grossesse ectopique ;

- **Une grossesse ectopique visible :** une grossesse ectopique visible peut mimer une grossesse intra-utérine. Pour éviter cette erreur, assurez-vous d'identifier chacun des 5 critères.

11.6   Standard de documentation de la SCÉC

La Société canadienne d'échographie ciblée (SCÉC) recommande qu'un examen d'échographie ciblée soit documenté au dossier de la façon suivante :

- **Grossesse du premier trimestre :**

  - o   Manque un critère : PGIUD

  - o   Tous les critères : GIU

  - o   Tous les critères et
    un cœur fœtal > 100/min : GIUV

  PGIUD :   pas de grossesse intra-utérine définitive
  GIU :   grossesse intra-utérine
  GIUV :   grossesse intra-utérine vivante

Conclusion du cas :

On ne trouve pas de grossesse intra-utérine avec l'échographie ciblée chez la dame âgée de 30 ans. Vous soupçonnez une grossesse ectopique. La patiente est transférée pour une consultation urgente en obstétrique.

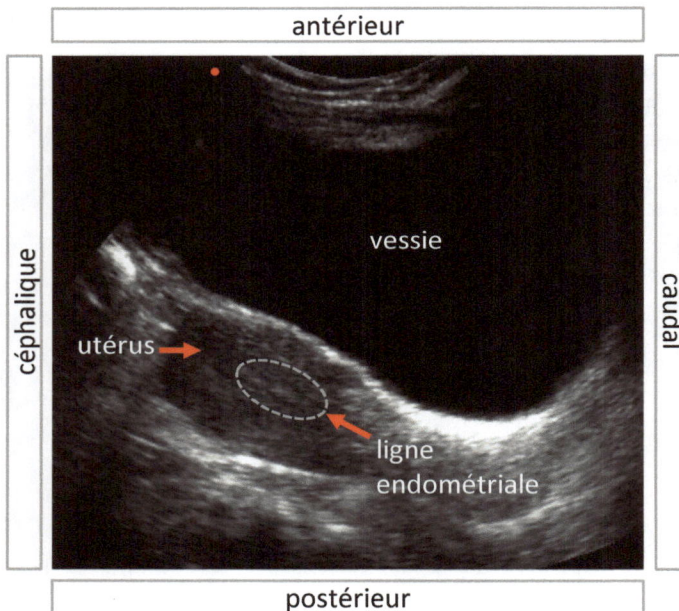

Figure 11.8 Une image échographique d'un utérus normal dans le plan sagittal.

INDEX

RÉFÉRENCES

1.   Lanctôt J-F, Valois M and Beaulieu Y. EGLS: Echo-guided life
      support. An algorithmic approach to undifferentiated shock. *Crit
      Ultrasound J.* 2011; 3:123-129.

2.   Mrabet Y. Human_anatomy_planes.svg. *Wikimedia Commons*.
      2012.

3.   Lichtenstein DA. Pneumothorax. *Whole body ultrasonography in
      the critically ill.* Berlin Heidelberg: Springer, 2010, p. 163-179.

4.   Lichtenstein DA and Menu Y. A bedside ultrasound sign ruling
      out pneumothorax in the critically ill. Lung sliding. *Chest.* 1995;
      108:1345-1348.

5.   Kirkpatrick AW, Sirois M, Laupland KB, et al. Hand-held thoracic
      sonography for detecting post-traumatic pneumothoraces: the
      Extended Focused Assessment with Sonography for Trauma
      (EFAST). *J Trauma.* 2004; 57:288-295.

6.   Lichtenstein DA, Meziere G, Lascols N, et al. Ultrasound
      diagnosis of occult pneumothorax. *Crit Care Med.* 2005;
      33:1231-1238.

7.   Noble VE, Nelson B and Sutingco AN. Focused asessment with
      sonography in Trauma (FAST). *Manual of emergency and critical
      care ultrasound.* New York: Cambridge University Press, 2007,
      p. 23-51.

8.   Piette E, Daoust R and Denault A. Basic concepts in the use of thoracic and lung ultrasound. *Curr Opin Anaesthesiol*. 2013; 26:20-30.

9.   Lichtenstein D, Meziere G, Biderman P and Gepner A. The "lung point": an ultrasound sign specific to pneumothorax. *Intensive Care Med*. 2000; 26:1434-1440.

10.   Lichtenstein D. Introduction to lung ultrasound. *Whole body ultrasonography in the critically ill*. Berlin Heidelberg: Springer, 2010, p. 117-127.

11.   Lichtenstein D and Meziere G. A lung ultrasound sign allowing bedside distinction between pulmonary edema and COPD: the comet-tail artifact. *Intensive Care Med*. 1998; 24:1331-1334.

12.   Lichtenstein DA and Meziere GA. Relevance of lung ultrasound in the diagnosis of acute respiratory failure: the BLUE protocol. *Chest*. 2008; 134:117-125.

13.   Yang PC, Luh KT, Chang DB, et al. Value of sonography in determining the nature of pleural effusion: analysis of 320 cases. *AJR Am J Roentgenol*. 1992; 159:29-33.

14.   Anderson B. Two-dimensional echocardiographic measurements and calculations. *Echocardiography: The normal examination and echocardiographic measurements*. Brisbane, Australia2000, p. 87-104.

15.   Amico AF, Lichtenberg GS, Reisner SA, et al. Superiority of visual versus computerized echocardiographic estimation of radionuclide left ventricular ejection fraction. *Am Heart J*. 1989; 118:1259-1265.

16.   Mueller X, Stauffer JC, Jaussi A, Goy JJ and Kappenberger L. Subjective visual echocardiographic estimate of left ventricular ejection fraction as an alternative to conventional echocardiographic methods: comparison with contrast angiography. *Clin Cardiol*. 1991; 14:898-902.

17.   Randazzo MR, Snoey ER, Levitt MA and Binder K. Accuracy of emergency physician assessment of left ventricular ejection

fraction and central venous pressure using echocardiography. *Acad Emerg Med.* 2003; 10:973-977.

18. Stamm RB, Carabello BA, Mayers DL and Martin RP. Two-dimensional echocardiographic measurement of left ventricular ejection fraction: prospective analysis of what constitutes an adequate determination. *Am Heart J.* 1982; 104:136-144.

19. Jardin F, Dubourg O and Bourdarias JP. Echocardiographic pattern of acute cor pulmonale. *Chest.* 1997; 111:209-217.

20. Reardon RF and Joing SA. Cardiac. In: Ma OJ, Mateer JR and Blaivas M, (eds.). *Emergency Ultrasound.* 2nd ed. USA: McGraw Hill, 2008, p. 110-148.

21. Jackson RE, Rudoni RR, Hauser AM, Pascual RG and Hussey ME. Prospective evaluation of two-dimensional transthoracic echocardiography in emergency department patients with suspected pulmonary embolism. *Acad Emerg Med.* 2000; 7:994-998.

22. Lyon M, Blaivas M and Brannam L. Sonographic measurement of the inferior vena cava as a marker of blood loss. *Am J Emerg Med.* 2005; 23:45-50.

23. Natori H, Tamaki S and Kira S. Ultrasonographic evaluation of ventilatory effect on inferior vena caval configuration. *Am Rev Respir Dis.* 1979; 120:421-427.

24. Simonson JS and Schiller NB. Sonospirometry: a new method for noninvasive estimation of mean right atrial pressure based on two-dimensional echographic measurements of the inferior vena cava during measured inspiration. *J Am Coll Cardiol.* 1988; 11:557-564.

25. Kircher BJ, Himelman RB and Schiller NB. Noninvasive estimation of right atrial pressure from the inspiratory collapse of the inferior vena cava. *Am J Cardiol.* 1990; 66:493-496.

26. Ommen SR, Nishimura RA, Hurrell DG and Klarich KW. Assessment of right atrial pressure with 2-dimensional and Doppler echocardiography: a simultaneous catheterization and echocardiographic study. *Mayo Clin Proc.* 2000; 75:24-29.

27.   Wong SP. Echocardiographic findings in acute and chronic pulmonary disease. In: Otto CM, (ed.). *The practice of clinical echocardiography*. 2nd edition ed. Philadelphia: W.B. Saunders Company, 2002, p. 739-760.

28.   Tayal VS and Kendall JL. Trauma. In: Cosby KS and Kendall JL, (eds.). *Practical guide to emergency ultrasound*. Philadelphia: Lippincott Williams & Wilkins, 2006, p. 43-92.

29.   Ma O and Mateer J. Trauma. In: Ma OJ, Mateer JR and Blaivas M, (eds.). *Emergency Ultrasound*. USA: McGraw Hill, 2008, p. 77-108.

30.   Socransky S and Wiss R. *Essential of point-of-care ultrasound "The EDE Book"*. 2015.

31.   Ouellet JF, Ball CG, Panebianco NL and Kirkpatrick AW. The sonographic diagnosis of pneumothorax. *J Emerg Trauma Shock*. 2011; 4:504-507.

32.   Noble VE, Nelson B and Sutingco AN. Abdominal aortic aneurysm. *Manual of emergency and critical care ultrasound*. New York: Cambridge University Press, 2007, p. 105-118.

33.   Reardon RF, Cook T and Plummer D. Abdominal aortic aneurysm. In: Ma OJ, Mateer JR and Blaivas M, (eds.). *Emergency Ultrasound*. USA: McGraw Hill, 2008, p. 149-167.

34.   Tayal VS, Graf CD and Gibbs MA. Prospective study of accuracy and outcome of emergency ultrasound for abdominal aortic aneurysm over two years. *Acad Emerg Med*. 2003; 10:867-871.

35.   Shuman WP, Hastrup W, Jr., Kohler TR, et al. Suspected leaking abdominal aortic aneurysm: use of sonography in the emergency room. *Radiology*. 1988; 168:117-119.

36.   Engel JM, Deitch EA and Sikkema W. Gallbladder wall thickness: sonographic accuracy and relation to disease. *AJR Am J Roentgenol*. 1980; 134:907-909.

37.   Finberg HJ and Birnholz JC. Ultrasound evaluation of the gallbladder wall. *Radiology*. 1979; 133:693-698.

38.   Bree RL. Further observations on the usefulness of the sonographic Murphy sign in the evaluation of suspected acute cholecystitis. *J Clin Ultrasound*. 1995; 23:169-172.

39.   Ralls PW, Halls J, Lapin SA, et al. Prospective evaluation of the sonographic Murphy sign in suspected acute cholecystitis. *J Clin Ultrasound*. 1982; 10:113-115.

40.   Ralls PW, Colletti PM, Lapin SA, et al. Real-time sonography in suspected acute cholecystitis. Prospective evaluation of primary and secondary signs. *Radiology*. 1985; 155:767-771.

41.   Swadron S and Mandavia D. Renal. In: Ma OJ, Mateer JR and Blaivas M, (eds.). *Emergency Ultrasound*. USA: McGraw Hill, 2008, p. 230-255.

42.   Byrne M, Kimberly H and Noble VE. Emergency renal ultrasonography. In: Adams JG, Barton ED, Collings J, DeBlieux PMC, Gisondi MA and MNadel ES, (eds.). *Emergency medicine: Clinical essentials*. Saunders, 2013, p. 998-1002.

43.   Kelly CE. Evaluation of voiding dysfunction and measurement of bladder volume. *Rev Urol*. 2004; 6 Suppl 1:S32-37.

44.   Chan H. Noninvasive bladder volume measurement. *J Neurosci Nurs*. 1993; 25:309-312.

45.   Birdwell BG, Raskob GE, Whitsett TL, et al. The clinical validity of normal compression ultrasonography in outpatients suspected of having deep venous thrombosis. *Ann Intern Med*. 1998; 128:1-7.

46.   Blaivas M, Lambert MJ, Harwood RA, Wood JP and Konicki J. Lower-extremity Doppler for deep venous thrombosis--can emergency physicians be accurate and fast? *Acad Emerg Med*. 2000; 7:120-126.

47.   Magazzini S, Vanni S, Toccafondi S, et al. Duplex ultrasound in the emergency department for the diagnostic management of clinically suspected deep vein thrombosis. *Acad Emerg Med*. 2007; 14:216-220.

48.   Poppiti R, Papanicolaou G, Perese S and Weaver FA. Limited B-mode venous imaging versus complete color-flow duplex venous

scanning for detection of proximal deep venous thrombosis. *J Vasc Surg*. 1995; 22:553-557.

49.   Theodoro D, Blaivas M, Duggal S, Snyder G and Lucas M. Real-time B-mode ultrasound in the ED saves time in the diagnosis of deep vein thrombosis (DVT). *Am J Emerg Med*. 2004; 22:197-200.

50.   Labropoulos N and Tassiopoulos AK. Vascular diagnosis of venous thrombosis. In: Mansour MA and Labropoulos N, (eds.). *Vascular diagnosis*. Philadelphia: Elsevier Saunders, 2005, p. 429-438.

51.   Middleton WD, Kurtz AB and Hertzberg BS. The first trimester and ectopic pregnancy. *Ultrasound: The Requisites*. St-Louis, MI: Mosby, 2004, p. 342-373.

52.   Noble VE, Nelson B and Sutingco AN. First trimester ultrasound. *Manual of emergency and critical care ultrasound*. New York: Cambridge University Press, 2007, p. 85-103.

53.   Nordenholz K, Abbott J and Bailitz J. First trimester pregnancy. In: Cosby KS and Kendall JL, (eds.). *Practical guide to emergency ultrasound*. Philadelphia: Lippincott Williams & Wilkins, 2006, p. 124-160.

54.   Reardon RF and Joing SA. Frist trimester pregnancy. In: Ma OJ, Mateer JR and Blaivas M, (eds.). *Emergency Ultrasound*. USA: McGraw Hill, 2008, p. 179-318.

www.ingramcontent.com/pod-product-compliance
Lightning Source LLC
Chambersburg PA
CBHW050845220326
41598CB00006B/432